Livre de bord de la douleur

Ce livre fait partie de:

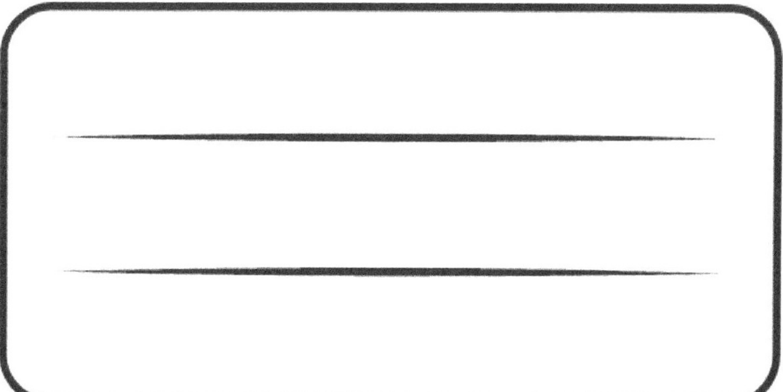

Ce livre de bord permet d'enregistrer les dates, l'énergie, l'activité, le sommeil, les niveaux/la zone de douleur, les repas et bien d'autres choses utiles.

Livre de bord de la douleur

Data :-		Lun	Mar	Mer	Jeu	Ven	Sam	Dim

Zone de douleur

Début	Fin

Durée

Emplacement du corps

Devant	Derrière
Gauche	Droite

Sévérité

1	2	3	4	5	6	7	8	9	10

Début	Fin

Durée

Emplacement du corps

Devant	Derrière
Gauche	Droite

Sévérité

1	2	3	4	5	6	7	8	9	10

Début	Fin

Durée

Emplacement du corps

Devant	Derrière
Gauche	Droite

Sévérité

1	2	3	4	5	6	7	8	9	10

L'énergie

☆ ☆ ☆ ☆ ☆

Activité

☆ ☆ ☆ ☆ ☆

Sommeil

☆ ☆ ☆ ☆ ☆

Autres symptômes	Déclencheurs	Mesures d'aide

Commentaires

Livre de bord de la douleur

Data :-	Lun	Mar	Mer	Jeu	Ven	Sam	Dim

Zone de douleur

Début	Fin

Durée

Emplacement du corps

Devant	Derrière
Gauche	Droite

Sévérité

1	2	3	4	5	6	7	8	9	10

Début	Fin

Durée

Emplacement du corps

Devant	Derrière
Gauche	Droite

Sévérité

1	2	3	4	5	6	7	8	9	10

Début	Fin

Durée

Emplacement du corps

Devant	Derrière
Gauche	Droite

Sévérité

1	2	3	4	5	6	7	8	9	10

L'énergie

☆ ☆ ☆ ☆ ☆

Activité

☆ ☆ ☆ ☆ ☆

Sommeil

☆ ☆ ☆ ☆ ☆

Autres symptômes	Déclencheurs	Mesures d'aide

Commentaires

Livre de bord de la douleur

Data :-		Lun	Mar	Mer	Jeu	Ven	Sam	Dim

Zone de douleur

Début	Fin
Durée	

Emplacement du corps	
Devant	Derrière
Gauche	Droite

Sévérité

1	2	3	4	5	6	7	8	9	10

Début	Fin
Durée	

Emplacement du corps	
Devant	Derrière
Gauche	Droite

Sévérité

1	2	3	4	5	6	7	8	9	10

Début	Fin
Durée	

Emplacement du corps	
Devant	Derrière
Gauche	Droite

Sévérité

1	2	3	4	5	6	7	8	9	10

L'énergie

☆ ☆ ☆ ☆ ☆

Activité

☆ ☆ ☆ ☆ ☆

Sommeil

☆ ☆ ☆ ☆ ☆

Autres symptômes	Déclencheurs	Mesures d'aide

Commentaires

Livre de bord de la douleur

Data :-		Lun	Mar	Mer	Jeu	Ven	Sam	Dim

Zone de douleur

Début	Fin

Durée	

Emplacement du corps

Devant	Derrière
Gauche	Droite

Sévérité

1	2	3	4	5	6	7	8	9	10

Début	Fin

Durée	

Emplacement du corps

Devant	Derrière
Gauche	Droite

Sévérité

1	2	3	4	5	6	7	8	9	10

Début	Fin

Durée	

Emplacement du corps

Devant	Derrière
Gauche	Droite

Sévérité

1	2	3	4	5	6	7	8	9	10

L'énergie

☆ ☆ ☆ ☆ ☆

Activité

☆ ☆ ☆ ☆ ☆

Sommeil

☆ ☆ ☆ ☆ ☆

Autres symptômes	Déclencheurs	Mesures d'aide

Commentaires

Livre de bord de la douleur

Data :-		Lun	Mar	Mer	Jeu	Ven	Sam	Dim

Zone de douleur

Début	Fin
Durée	

Emplacement du corps

Devant	**Derrière**
Gauche	**Droite**

Sévérité

1	2	3	4	5	6	7	8	9	10

Début	Fin
Durée	

Emplacement du corps

Devant	**Derrière**
Gauche	**Droite**

Sévérité

1	2	3	4	5	6	7	8	9	10

Début	Fin
Durée	

Emplacement du corps

Devant	**Derrière**
Gauche	**Droite**

Sévérité

1	2	3	4	5	6	7	8	9	10

L'énergie

☆ ☆ ☆ ☆ ☆

Activité

☆ ☆ ☆ ☆ ☆

Sommeil

☆ ☆ ☆ ☆ ☆

Autres symptômes	Déclencheurs	Mesures d'aide

Commentaires

Livre de bord de la douleur

Data :-		Lun	Mar	Mer	Jeu	Ven	Sam	Dim

Zone de douleur

Début	Fin

Durée

Emplacement du corps

Devant	Derrière
Gauche	Droite

Sévérité

1	2	3	4	5	6	7	8	9	10

Début	Fin

Durée

Emplacement du corps

Devant	Derrière
Gauche	Droite

Sévérité

1	2	3	4	5	6	7	8	9	10

Début	Fin

Durée

Emplacement du corps

Devant	Derrière
Gauche	Droite

Sévérité

1	2	3	4	5	6	7	8	9	10

L'énergie

☆ ☆ ☆ ☆ ☆

Activité

☆ ☆ ☆ ☆ ☆

Sommeil

☆ ☆ ☆ ☆ ☆

Autres symptômes	Déclencheurs	Mesures d'aide

Commentaires

Livre de bord de la douleur

Data :-		Lun	Mar	Mer	Jeu	Ven	Sam	Dim

Zone de douleur

Début | Fin

Durée

Emplacement du corps

Devant	Derrière
Gauche	Droite

Sévérité

1	2	3	4	5	6	7	8	9	10

Début | Fin

Durée

Emplacement du corps

Devant	Derrière
Gauche	Droite

Sévérité

1	2	3	4	5	6	7	8	9	10

Début | Fin

Durée

Emplacement du corps

Devant	Derrière
Gauche	Droite

Sévérité

1	2	3	4	5	6	7	8	9	10

L'énergie

☆ ☆ ☆ ☆ ☆

Activité

☆ ☆ ☆ ☆ ☆

Sommeil

☆ ☆ ☆ ☆ ☆

Autres symptômes	Déclencheurs	Mesures d'aide

Commentaires

Livre de bord de la douleur

Data :-	Lun	Mar	Mer	Jeu	Ven	Sam	Dim

Zone de douleur

Début	Fin

Durée

Emplacement du corps	
Devant	Derrière
Gauche	Droite

Sévérité									
1	2	3	4	5	6	7	8	9	10

Début	Fin

Durée

Emplacement du corps	
Devant	Derrière
Gauche	Droite

Sévérité									
1	2	3	4	5	6	7	8	9	10

Début	Fin

Durée

Emplacement du corps	
Devant	Derrière
Gauche	Droite

Sévérité									
1	2	3	4	5	6	7	8	9	10

L'énergie

☆ ☆ ☆ ☆ ☆

Activité

☆ ☆ ☆ ☆ ☆

Sommeil

☆ ☆ ☆ ☆ ☆

Autres symptômes	Déclencheurs	Mesures d'aide

Commentaires

Livre de bord de la douleur

Data :-		Lun	Mar	Mer	Jeu	Ven	Sam	Dim

Zone de douleur

Début	Fin

Durée

Emplacement du corps

Devant	Derrière
Gauche	Droite

Sévérité

1	2	3	4	5	6	7	8	9	10

Début	Fin

Durée

Emplacement du corps

Devant	Derrière
Gauche	Droite

Sévérité

1	2	3	4	5	6	7	8	9	10

Début	Fin

Durée

Emplacement du corps

Devant	Derrière
Gauche	Droite

Sévérité

1	2	3	4	5	6	7	8	9	10

L'énergie

☆ ☆ ☆ ☆ ☆

Activité

☆ ☆ ☆ ☆ ☆

Sommeil

☆ ☆ ☆ ☆ ☆

Autres symptômes	Déclencheurs	Mesures d'aide

Commentaires

Livre de bord de la douleur

Data :-		Lun	Mar	Mer	Jeu	Ven	Sam	Dim

Zone de douleur

Début	Fin
Durée	

Emplacement du corps	
Devant	Derrière
Gauche	Droite

Sévérité

1	2	3	4	5	6	7	8	9	10

Début	Fin
Durée	

Emplacement du corps	
Devant	Derrière
Gauche	Droite

Sévérité

1	2	3	4	5	6	7	8	9	10

Début	Fin
Durée	

Emplacement du corps	
Devant	Derrière
Gauche	Droite

Sévérité

1	2	3	4	5	6	7	8	9	10

L'énergie

☆ ☆ ☆ ☆ ☆

Activité

☆ ☆ ☆ ☆ ☆

Sommeil

☆ ☆ ☆ ☆ ☆

Autres symptômes	Déclencheurs	Mesures d'aide

Commentaires

Livre de bord de la douleur

Data :-		Lun	Mar	Mer	Jeu	Ven	Sam	Dim

Zone de douleur

Début	Fin
Durée	

Emplacement du corps

Devant	Derrière
Gauche	Droite

Sévérité

1	2	3	4	5	6	7	8	9	10

Début	Fin
Durée	

Emplacement du corps

Devant	Derrière
Gauche	Droite

Sévérité

1	2	3	4	5	6	7	8	9	10

Début	Fin
Durée	

Emplacement du corps

Devant	Derrière
Gauche	Droite

Sévérité

1	2	3	4	5	6	7	8	9	10

L'énergie

☆ ☆ ☆ ☆ ☆

Activité

☆ ☆ ☆ ☆ ☆

Sommeil

☆ ☆ ☆ ☆ ☆

Autres symptômes	Déclencheurs	Mesures d'aide

Commentaires

Livre de bord de la douleur

Data :-		Lun	Mar	Mer	Jeu	Ven	Sam	Dim

Zone de douleur

Début	Fin

Durée

Emplacement du corps

Devant	Derrière
Gauche	Droite

Sévérité

1	2	3	4	5	6	7	8	9	10

Début	Fin

Durée

Emplacement du corps

Devant	Derrière
Gauche	Droite

Sévérité

1	2	3	4	5	6	7	8	9	10

Début	Fin

Durée

Emplacement du corps

Devant	Derrière
Gauche	Droite

Sévérité

1	2	3	4	5	6	7	8	9	10

L'énergie

☆ ☆ ☆ ☆ ☆

Activité

☆ ☆ ☆ ☆ ☆

Sommeil

☆ ☆ ☆ ☆ ☆

Autres symptômes	Déclencheurs	Mesures d'aide

Commentaires

Livre de bord de la douleur

Data :-		Lun	Mar	Mer	Jeu	Ven	Sam	Dim

Zone de douleur

L'énergie
☆ ☆ ☆ ☆ ☆

Activité
☆ ☆ ☆ ☆ ☆

Sommeil
☆ ☆ ☆ ☆ ☆

Début	Fin

Durée

Emplacement du corps

Devant	Derrière
Gauche	Droite

Sévérité

1	2	3	4	5	6	7	8	9	10

Début	Fin

Durée

Emplacement du corps

Devant	Derrière
Gauche	Droite

Sévérité

1	2	3	4	5	6	7	8	9	10

Début	Fin

Durée

Emplacement du corps

Devant	Derrière
Gauche	Droite

Sévérité

1	2	3	4	5	6	7	8	9	10

Autres symptômes	Déclencheurs	Mesures d'aide

Commentaires

Livre de bord de la douleur

Data :-		Lun	Mar	Mer	Jeu	Ven	Sam	Dim

Zone de douleur

Début	Fin		Emplacement du corps	
Durée			Devant	Derrière
			Gauche	Droite

Sévérité

1	2	3	4	5	6	7	8	9	10

Début	Fin		Emplacement du corps	
Durée			Devant	Derrière
			Gauche	Droite

Sévérité

1	2	3	4	5	6	7	8	9	10

Début	Fin		Emplacement du corps	
Durée			Devant	Derrière
			Gauche	Droite

Sévérité

1	2	3	4	5	6	7	8	9	10

L'énergie

☆ ☆ ☆ ☆ ☆

Activité

☆ ☆ ☆ ☆ ☆

Sommeil

☆ ☆ ☆ ☆ ☆

Autres symptômes	Déclencheurs	Mesures d'aide

Commentaires

Livre de bord de la douleur

Data :-		Lun	Mar	Mer	Jeu	Ven	Sam	Dim

Zone de douleur

Début	Fin

Durée

Emplacement du corps

Devant	Derrière
Gauche	Droite

Sévérité

1	2	3	4	5	6	7	8	9	10

Début	Fin

Durée

Emplacement du corps

Devant	Derrière
Gauche	Droite

Sévérité

1	2	3	4	5	6	7	8	9	10

Début	Fin

Durée

Emplacement du corps

Devant	Derrière
Gauche	Droite

Sévérité

1	2	3	4	5	6	7	8	9	10

L'énergie

☆ ☆ ☆ ☆ ☆

Activité

☆ ☆ ☆ ☆ ☆

Sommeil

☆ ☆ ☆ ☆ ☆

Autres symptômes	Déclencheurs	Mesures d'aide

Commentaires

Livre de bord de la douleur

Data :-		Lun	Mar	Mer	Jeu	Ven	Sam	Dim

Zone de douleur

Début	Fin

Durée

Emplacement du corps

Devant	Derrière
Gauche	Droite

Sévérité

1	2	3	4	5	6	7	8	9	10

Début	Fin

Durée

Emplacement du corps

Devant	Derrière
Gauche	Droite

Sévérité

1	2	3	4	5	6	7	8	9	10

Début	Fin

Durée

Emplacement du corps

Devant	Derrière
Gauche	Droite

Sévérité

1	2	3	4	5	6	7	8	9	10

L'énergie

☆ ☆ ☆ ☆ ☆

Activité

☆ ☆ ☆ ☆ ☆

Sommeil

☆ ☆ ☆ ☆ ☆

Autres symptômes	Déclencheurs	Mesures d'aide

Commentaires

Livre de bord de la douleur

Data :-		Lun	Mar	Mer	Jeu	Ven	Sam	Dim

Zone de douleur

Début	Fin

Durée	

Emplacement du corps

Devant	Derrière
Gauche	Droite

Sévérité

1	2	3	4	5	6	7	8	9	10

Début	Fin

Durée	

Emplacement du corps

Devant	Derrière
Gauche	Droite

Sévérité

1	2	3	4	5	6	7	8	9	10

Début	Fin

Durée	

Emplacement du corps

Devant	Derrière
Gauche	Droite

Sévérité

1	2	3	4	5	6	7	8	9	10

L'énergie

☆ ☆ ☆ ☆ ☆

Activité

☆ ☆ ☆ ☆ ☆

Sommeil

☆ ☆ ☆ ☆ ☆

Autres symptômes	Déclencheurs	Mesures d'aide

Commentaires

Livre de bord de la douleur

Data :-		Lun	Mar	Mer	Jeu	Ven	Sam	Dim

Zone de douleur

Début	Fin

Durée

Emplacement du corps

Devant	Derrière
Gauche	Droite

Sévérité

1	2	3	4	5	6	7	8	9	10

Début	Fin

Durée

Emplacement du corps

Devant	Derrière
Gauche	Droite

Sévérité

1	2	3	4	5	6	7	8	9	10

Début	Fin

Durée

Emplacement du corps

Devant	Derrière
Gauche	Droite

Sévérité

1	2	3	4	5	6	7	8	9	10

L'énergie

☆ ☆ ☆ ☆ ☆

Activité

☆ ☆ ☆ ☆ ☆

Sommeil

☆ ☆ ☆ ☆ ☆

Autres symptômes	Déclencheurs	Mesures d'aide

Commentaires

Livre de bord de la douleur

Data :-		Lun	Mar	Mer	Jeu	Ven	Sam	Dim

Zone de douleur

Début	Fin

Durée

Emplacement du corps

Devant	Derrière
Gauche	Droite

Sévérité

1	2	3	4	5	6	7	8	9	10

Début	Fin

Durée

Emplacement du corps

Devant	Derrière
Gauche	Droite

Sévérité

1	2	3	4	5	6	7	8	9	10

Début	Fin

Durée

Emplacement du corps

Devant	Derrière
Gauche	Droite

Sévérité

1	2	3	4	5	6	7	8	9	10

L'énergie

☆ ☆ ☆ ☆ ☆

Activité

☆ ☆ ☆ ☆ ☆

Sommeil

☆ ☆ ☆ ☆ ☆

Autres symptômes	Déclencheurs	Mesures d'aide

Commentaires

Livre de bord de la douleur

Data :-		Lun	Mar	Mer	Jeu	Ven	Sam	Dim

Zone de douleur

Début	Fin

Durée

Emplacement du corps

Devant	Derrière
Gauche	Droite

Sévérité

1	2	3	4	5	6	7	8	9	10

Début	Fin

Durée

Emplacement du corps

Devant	Derrière
Gauche	Droite

Sévérité

1	2	3	4	5	6	7	8	9	10

Début	Fin

Durée

Emplacement du corps

Devant	Derrière
Gauche	Droite

Sévérité

1	2	3	4	5	6	7	8	9	10

L'énergie

☆ ☆ ☆ ☆ ☆

Activité

☆ ☆ ☆ ☆ ☆

Sommeil

☆ ☆ ☆ ☆ ☆

Autres symptômes	Déclencheurs	Mesures d'aide

Commentaires

Livre de bord de la douleur

Data :-	Lun	Mar	Mer	Jeu	Ven	Sam	Dim

Zone de douleur

Début	Fin

Durée

Emplacement du corps

Devant	Derrière
Gauche	Droite

Sévérité

1	2	3	4	5	6	7	8	9	10

Début	Fin

Durée

Emplacement du corps

Devant	Derrière
Gauche	Droite

Sévérité

1	2	3	4	5	6	7	8	9	10

Début	Fin

Durée

Emplacement du corps

Devant	Derrière
Gauche	Droite

Sévérité

1	2	3	4	5	6	7	8	9	10

L'énergie

☆ ☆ ☆ ☆ ☆

Activité

☆ ☆ ☆ ☆ ☆

Sommeil

☆ ☆ ☆ ☆ ☆

Autres symptômes	Déclencheurs	Mesures d'aide

Commentaires

Livre de bord de la douleur

Data :-		Lun	Mar	Mer	Jeu	Ven	Sam	Dim

Zone de douleur

Début	Fin

Durée

Emplacement du corps

Devant	Derrière
Gauche	Droite

Sévérité

1	2	3	4	5	6	7	8	9	10

Début	Fin

Durée

Emplacement du corps

Devant	Derrière
Gauche	Droite

Sévérité

1	2	3	4	5	6	7	8	9	10

Début	Fin

Durée

Emplacement du corps

Devant	Derrière
Gauche	Droite

Sévérité

1	2	3	4	5	6	7	8	9	10

L'énergie

☆ ☆ ☆ ☆ ☆

Activité

☆ ☆ ☆ ☆ ☆

Sommeil

☆ ☆ ☆ ☆ ☆

Autres symptômes	Déclencheurs	Mesures d'aide

Commentaires

Livre de bord de la douleur

Data :-		Lun	Mar	Mer	Jeu	Ven	Sam	Dim

Zone de douleur

Début	Fin

Durée	

Emplacement du corps

Devant	Derrière
Gauche	Droite

Sévérité

1	2	3	4	5	6	7	8	9	10

Début	Fin

Durée	

Emplacement du corps

Devant	Derrière
Gauche	Droite

Sévérité

1	2	3	4	5	6	7	8	9	10

Début	Fin

Durée	

Emplacement du corps

Devant	Derrière
Gauche	Droite

Sévérité

1	2	3	4	5	6	7	8	9	10

L'énergie

☆ ☆ ☆ ☆ ☆

Activité

☆ ☆ ☆ ☆ ☆

Sommeil

☆ ☆ ☆ ☆ ☆

Autres symptômes	Déclencheurs	Mesures d'aide

Commentaires

Livre de bord de la douleur

Data :-		Lun	Mar	Mer	Jeu	Ven	Sam	Dim

Zone de douleur

Début	Fin
Durée	

Emplacement du corps	
Devant	Derrière
Gauche	Droite

Sévérité									
1	2	3	4	5	6	7	8	9	10

Début	Fin
Durée	

Emplacement du corps	
Devant	Derrière
Gauche	Droite

Sévérité									
1	2	3	4	5	6	7	8	9	10

Début	Fin
Durée	

Emplacement du corps	
Devant	Derrière
Gauche	Droite

Sévérité									
1	2	3	4	5	6	7	8	9	10

L'énergie

☆ ☆ ☆ ☆ ☆

Activité

☆ ☆ ☆ ☆ ☆

Sommeil

☆ ☆ ☆ ☆ ☆

Autres symptômes	Déclencheurs	Mesures d'aide

Commentaires

Livre de bord de la douleur

Data :-		Lun	Mar	Mer	Jeu	Ven	Sam	Dim

Zone de douleur

Début	Fin

Durée	

Emplacement du corps

Devant	Derrière
Gauche	Droite

Sévérité									
1	2	3	4	5	6	7	8	9	10

Début	Fin

Durée	

Emplacement du corps

Devant	Derrière
Gauche	Droite

Sévérité									
1	2	3	4	5	6	7	8	9	10

Début	Fin

Durée	

Emplacement du corps

Devant	Derrière
Gauche	Droite

Sévérité									
1	2	3	4	5	6	7	8	9	10

L'énergie
☆ ☆ ☆ ☆ ☆

Activité
☆ ☆ ☆ ☆ ☆

Sommeil
☆ ☆ ☆ ☆ ☆

Autres symptômes	Déclencheurs	Mesures d'aide

Commentaires

Livre de bord de la douleur

Data :-		Lun	Mar	Mer	Jeu	Ven	Sam	Dim

Zone de douleur

Début	Fin
Durée	

Emplacement du corps

Devant	Derrière
Gauche	Droite

Sévérité

1	2	3	4	5	6	7	8	9	10

Début	Fin
Durée	

Emplacement du corps

Devant	Derrière
Gauche	Droite

Sévérité

1	2	3	4	5	6	7	8	9	10

Début	Fin
Durée	

Emplacement du corps

Devant	Derrière
Gauche	Droite

Sévérité

1	2	3	4	5	6	7	8	9	10

L'énergie

☆ ☆ ☆ ☆ ☆

Activité

☆ ☆ ☆ ☆ ☆

Sommeil

☆ ☆ ☆ ☆ ☆

Autres symptômes	Déclencheurs	Mesures d'aide

Commentaires

Livre de bord de la douleur

Data :-		Lun	Mar	Mer	Jeu	Ven	Sam	Dim

Zone de douleur

Début	Fin

Durée	

Emplacement du corps

Devant	Derrière
Gauche	Droite

Sévérité

1	2	3	4	5	6	7	8	9	10

Début	Fin

Durée	

Emplacement du corps

Devant	Derrière
Gauche	Droite

Sévérité

1	2	3	4	5	6	7	8	9	10

Début	Fin

Durée	

Emplacement du corps

Devant	Derrière
Gauche	Droite

Sévérité

1	2	3	4	5	6	7	8	9	10

L'énergie

☆ ☆ ☆ ☆ ☆

Activité

☆ ☆ ☆ ☆ ☆

Sommeil

☆ ☆ ☆ ☆ ☆

Autres symptômes	Déclencheurs	Mesures d'aide

Commentaires

Livre de bord de la douleur

Data :-		Lun	Mar	Mer	Jeu	Ven	Sam	Dim

Zone de douleur

Début	Fin

Durée

Emplacement du corps

Devant	Derrière
Gauche	Droite

Sévérité

1	2	3	4	5	6	7	8	9	10

Début	Fin

Durée

Emplacement du corps

Devant	Derrière
Gauche	Droite

Sévérité

1	2	3	4	5	6	7	8	9	10

Début	Fin

Durée

Emplacement du corps

Devant	Derrière
Gauche	Droite

Sévérité

1	2	3	4	5	6	7	8	9	10

L'énergie

☆ ☆ ☆ ☆ ☆

Activité

☆ ☆ ☆ ☆ ☆

Sommeil

☆ ☆ ☆ ☆ ☆

Autres symptômes	Déclencheurs	Mesures d'aide

Commentaires

Livre de bord de la douleur

Data :-		Lun	Mar	Mer	Jeu	Ven	Sam	Dim

Zone de douleur

Début	Fin
Durée	

Emplacement du corps	
Devant	Derrière
Gauche	Droite

Sévérité

1	2	3	4	5	6	7	8	9	10

Début	Fin
Durée	

Emplacement du corps	
Devant	Derrière
Gauche	Droite

Sévérité

1	2	3	4	5	6	7	8	9	10

Début	Fin
Durée	

Emplacement du corps	
Devant	Derrière
Gauche	Droite

Sévérité

1	2	3	4	5	6	7	8	9	10

L'énergie

☆ ☆ ☆ ☆ ☆

Activité

☆ ☆ ☆ ☆ ☆

Sommeil

☆ ☆ ☆ ☆ ☆

Autres symptômes	Déclencheurs	Mesures d'aide

Commentaires

Livre de bord de la douleur

Data :-		Lun	Mar	Mer	Jeu	Ven	Sam	Dim

Zone de douleur

Début	Fin

Durée

Emplacement du corps

Devant	Derrière
Gauche	Droite

Sévérité

1	2	3	4	5	6	7	8	9	10

Début	Fin

Durée

Emplacement du corps

Devant	Derrière
Gauche	Droite

Sévérité

1	2	3	4	5	6	7	8	9	10

Début	Fin

Durée

Emplacement du corps

Devant	Derrière
Gauche	Droite

Sévérité

1	2	3	4	5	6	7	8	9	10

L'énergie

☆ ☆ ☆ ☆ ☆

Activité

☆ ☆ ☆ ☆ ☆

Sommeil

☆ ☆ ☆ ☆ ☆

Autres symptômes	Déclencheurs	Mesures d'aide

Commentaires

Livre de bord de la douleur

Data :-		Lun	Mar	Mer	Jeu	Ven	Sam	Dim

Zone de douleur

Début	Fin
Durée	

Emplacement du corps	
Devant	**Derrière**
Gauche	**Droite**

Sévérité

1	2	3	4	5	6	7	8	9	10

Début	Fin
Durée	

Emplacement du corps	
Devant	**Derrière**
Gauche	**Droite**

Sévérité

1	2	3	4	5	6	7	8	9	10

Début	Fin
Durée	

Emplacement du corps	
Devant	**Derrière**
Gauche	**Droite**

Sévérité

1	2	3	4	5	6	7	8	9	10

L'énergie

☆ ☆ ☆ ☆ ☆

Activité

☆ ☆ ☆ ☆ ☆

Sommeil

☆ ☆ ☆ ☆ ☆

Autres symptômes	Déclencheurs	Mesures d'aide

Commentaires

Livre de bord de la douleur

Data :-		Lun	Mar	Mer	Jeu	Ven	Sam	Dim

Zone de douleur

Début	Fin
Durée	

Emplacement du corps	
Devant	Derrière
Gauche	Droite

Sévérité									
1	2	3	4	5	6	7	8	9	10

Début	Fin
Durée	

Emplacement du corps	
Devant	Derrière
Gauche	Droite

Sévérité									
1	2	3	4	5	6	7	8	9	10

Début	Fin
Durée	

Emplacement du corps	
Devant	Derrière
Gauche	Droite

Sévérité									
1	2	3	4	5	6	7	8	9	10

L'énergie

☆ ☆ ☆ ☆ ☆

Activité

☆ ☆ ☆ ☆ ☆

Sommeil

☆ ☆ ☆ ☆ ☆

Autres symptômes	Déclencheurs	Mesures d'aide

Commentaires

Livre de bord de la douleur

Data :-		Lun	Mar	Mer	Jeu	Ven	Sam	Dim

Zone de douleur

Début	Fin

Durée

Emplacement du corps

Devant	Derrière
Gauche	Droite

Sévérité

1	2	3	4	5	6	7	8	9	10

Début	Fin

Durée

Emplacement du corps

Devant	Derrière
Gauche	Droite

Sévérité

1	2	3	4	5	6	7	8	9	10

Début	Fin

Durée

Emplacement du corps

Devant	Derrière
Gauche	Droite

Sévérité

1	2	3	4	5	6	7	8	9	10

L'énergie

☆ ☆ ☆ ☆ ☆

Activité

☆ ☆ ☆ ☆ ☆

Sommeil

☆ ☆ ☆ ☆ ☆

Autres symptômes	Déclencheurs	Mesures d'aide

Commentaires

Livre de bord de la douleur

Data :-		Lun	Mar	Mer	Jeu	Ven	Sam	Dim

Zone de douleur

Début	Fin
Durée	

Emplacement du corps

Devant	Derrière
Gauche	Droite

Sévérité

1	2	3	4	5	6	7	8	9	10

Début	Fin
Durée	

Emplacement du corps

Devant	Derrière
Gauche	Droite

Sévérité

1	2	3	4	5	6	7	8	9	10

Début	Fin
Durée	

Emplacement du corps

Devant	Derrière
Gauche	Droite

Sévérité

1	2	3	4	5	6	7	8	9	10

L'énergie

☆ ☆ ☆ ☆ ☆

Activité

☆ ☆ ☆ ☆ ☆

Sommeil

☆ ☆ ☆ ☆ ☆

Autres symptômes	Déclencheurs	Mesures d'aide

Commentaires

Livre de bord de la douleur

Data :-		Lun	Mar	Mer	Jeu	Ven	Sam	Dim

Zone de douleur

Début	Fin
Durée	

Emplacement du corps	
Devant	**Derrière**
Gauche	**Droite**

Sévérité

1	2	3	4	5	6	7	8	9	10

Début	Fin
Durée	

Emplacement du corps	
Devant	**Derrière**
Gauche	**Droite**

Sévérité

1	2	3	4	5	6	7	8	9	10

Début	Fin
Durée	

Emplacement du corps	
Devant	**Derrière**
Gauche	**Droite**

Sévérité

1	2	3	4	5	6	7	8	9	10

L'énergie
☆ ☆ ☆ ☆ ☆

Activité
☆ ☆ ☆ ☆ ☆

Sommeil
☆ ☆ ☆ ☆ ☆

Autres symptômes	Déclencheurs	Mesures d'aide

Commentaires

Livre de bord de la douleur

Data :-	Lun	Mar	Mer	Jeu	Ven	Sam	Dim

Zone de douleur

Début	Fin
Durée	

Emplacement du corps

Devant	Derrière
Gauche	Droite

Sévérité

1	2	3	4	5	6	7	8	9	10

Début	Fin
Durée	

Emplacement du corps

Devant	Derrière
Gauche	Droite

Sévérité

1	2	3	4	5	6	7	8	9	10

Début	Fin
Durée	

Emplacement du corps

Devant	Derrière
Gauche	Droite

Sévérité

1	2	3	4	5	6	7	8	9	10

L'énergie

☆ ☆ ☆ ☆ ☆

Activité

☆ ☆ ☆ ☆ ☆

Sommeil

☆ ☆ ☆ ☆ ☆

Autres symptômes	Déclencheurs	Mesures d'aide

Commentaires

Livre de bord de la douleur

Data :-	Lun	Mar	Mer	Jeu	Ven	Sam	Dim

Zone de douleur

Début	Fin

Durée

Emplacement du corps

Devant	Derrière
Gauche	Droite

Sévérité

1	2	3	4	5	6	7	8	9	10

Début	Fin

Durée

Emplacement du corps

Devant	Derrière
Gauche	Droite

Sévérité

1	2	3	4	5	6	7	8	9	10

Début	Fin

Durée

Emplacement du corps

Devant	Derrière
Gauche	Droite

Sévérité

1	2	3	4	5	6	7	8	9	10

L'énergie

☆ ☆ ☆ ☆ ☆

Activité

☆ ☆ ☆ ☆ ☆

Sommeil

☆ ☆ ☆ ☆ ☆

Autres symptômes	Déclencheurs	Mesures d'aide

Commentaires

Livre de bord de la douleur

Data :-		Lun	Mar	Mer	Jeu	Ven	Sam	Dim

Zone de douleur

Début	Fin

Durée

Emplacement du corps

Devant	Derrière
Gauche	Droite

Sévérité

1	2	3	4	5	6	7	8	9	10

Début	Fin

Durée

Emplacement du corps

Devant	Derrière
Gauche	Droite

Sévérité

1	2	3	4	5	6	7	8	9	10

Début	Fin

Durée

Emplacement du corps

Devant	Derrière
Gauche	Droite

Sévérité

1	2	3	4	5	6	7	8	9	10

L'énergie

☆ ☆ ☆ ☆ ☆

Activité

☆ ☆ ☆ ☆ ☆

Sommeil

☆ ☆ ☆ ☆ ☆

Autres symptômes	Déclencheurs	Mesures d'aide

Commentaires

Livre de bord de la douleur

Data :-		Lun	Mar	Mer	Jeu	Ven	Sam	Dim

Zone de douleur

L'énergie
☆ ☆ ☆ ☆ ☆

Activité
☆ ☆ ☆ ☆ ☆

Sommeil
☆ ☆ ☆ ☆ ☆

Début	Fin

Durée	

Emplacement du corps

Devant	Derrière
Gauche	Droite

Sévérité

1	2	3	4	5	6	7	8	9	10

Début	Fin

Durée	

Emplacement du corps

Devant	Derrière
Gauche	Droite

Sévérité

1	2	3	4	5	6	7	8	9	10

Début	Fin

Durée	

Emplacement du corps

Devant	Derrière
Gauche	Droite

Sévérité

1	2	3	4	5	6	7	8	9	10

Autres symptômes	Déclencheurs	Mesures d'aide

Commentaires

Livre de bord de la douleur

Data :-		Lun	Mar	Mer	Jeu	Ven	Sam	Dim

Zone de douleur

Début	Fin

Durée

Emplacement du corps

Devant	Derrière
Gauche	Droite

Sévérité

1	2	3	4	5	6	7	8	9	10

Début	Fin

Durée

Emplacement du corps

Devant	Derrière
Gauche	Droite

Sévérité

1	2	3	4	5	6	7	8	9	10

Début	Fin

Durée

Emplacement du corps

Devant	Derrière
Gauche	Droite

Sévérité

1	2	3	4	5	6	7	8	9	10

L'énergie

☆ ☆ ☆ ☆ ☆

Activité

☆ ☆ ☆ ☆ ☆

Sommeil

☆ ☆ ☆ ☆ ☆

Autres symptômes	Déclencheurs	Mesures d'aide

Commentaires

Livre de bord de la douleur

Data :-		Lun	Mar	Mer	Jeu	Ven	Sam	Dim

Zone de douleur

Début / Fin

Début	Fin

Durée

Emplacement du corps

Emplacement du corps	
Devant	Derrière
Gauche	Droite

Sévérité

1	2	3	4	5	6	7	8	9	10

Début	Fin

Durée

Emplacement du corps	
Devant	Derrière
Gauche	Droite

Sévérité

1	2	3	4	5	6	7	8	9	10

Début	Fin

Durée

Emplacement du corps	
Devant	Derrière
Gauche	Droite

Sévérité

1	2	3	4	5	6	7	8	9	10

L'énergie

☆ ☆ ☆ ☆ ☆

Activité

☆ ☆ ☆ ☆ ☆

Sommeil

☆ ☆ ☆ ☆ ☆

Autres symptômes	Déclencheurs	Mesures d'aide

Commentaires

Livre de bord de la douleur

Data :-		Lun	Mar	Mer	Jeu	Ven	Sam	Dim

Zone de douleur

Début	Fin

Durée	

Emplacement du corps

Devant	Derrière
Gauche	Droite

Sévérité

1	2	3	4	5	6	7	8	9	10

Début	Fin

Durée	

Emplacement du corps

Devant	Derrière
Gauche	Droite

Sévérité

1	2	3	4	5	6	7	8	9	10

Début	Fin

Durée	

Emplacement du corps

Devant	Derrière
Gauche	Droite

Sévérité

1	2	3	4	5	6	7	8	9	10

L'énergie

☆ ☆ ☆ ☆ ☆

Activité

☆ ☆ ☆ ☆ ☆

Sommeil

☆ ☆ ☆ ☆ ☆

Autres symptômes	Déclencheurs	Mesures d'aide

Commentaires

Livre de bord de la douleur

Data :-		Lun	Mar	Mer	Jeu	Ven	Sam	Dim

Zone de douleur

Début	Fin

Durée

Emplacement du corps

Devant	Derrière
Gauche	Droite

Sévérité

1	2	3	4	5	6	7	8	9	10

Début	Fin

Durée

Emplacement du corps

Devant	Derrière
Gauche	Droite

Sévérité

1	2	3	4	5	6	7	8	9	10

Début	Fin

Durée

Emplacement du corps

Devant	Derrière
Gauche	Droite

Sévérité

1	2	3	4	5	6	7	8	9	10

L'énergie

☆ ☆ ☆ ☆ ☆

Activité

☆ ☆ ☆ ☆ ☆

Sommeil

☆ ☆ ☆ ☆ ☆

Autres symptômes	Déclencheurs	Mesures d'aide

Commentaires

Livre de bord de la douleur

Data :-		Lun	Mar	Mer	Jeu	Ven	Sam	Dim

Zone de douleur

L'énergie
☆ ☆ ☆ ☆ ☆
Activité
☆ ☆ ☆ ☆ ☆
Sommeil
☆ ☆ ☆ ☆ ☆

Début	Fin
Durée	

Emplacement du corps	
Devant	Derrière
Gauche	Droite

Sévérité									
1	2	3	4	5	6	7	8	9	10

Début	Fin
Durée	

Emplacement du corps	
Devant	Derrière
Gauche	Droite

Sévérité									
1	2	3	4	5	6	7	8	9	10

Début	Fin
Durée	

Emplacement du corps	
Devant	Derrière
Gauche	Droite

Sévérité									
1	2	3	4	5	6	7	8	9	10

Autres symptômes	Déclencheurs	Mesures d'aide

Commentaires

Livre de bord de la douleur

Data :-		Lun	Mar	Mer	Jeu	Ven	Sam	Dim

Zone de douleur

Début	Fin

Durée

Emplacement du corps	
Devant	Derrière
Gauche	Droite

Sévérité

1	2	3	4	5	6	7	8	9	10

Début	Fin

Durée

Emplacement du corps	
Devant	Derrière
Gauche	Droite

Sévérité

1	2	3	4	5	6	7	8	9	10

Début	Fin

Durée

Emplacement du corps	
Devant	Derrière
Gauche	Droite

Sévérité

1	2	3	4	5	6	7	8	9	10

L'énergie

☆ ☆ ☆ ☆ ☆

Activité

☆ ☆ ☆ ☆ ☆

Sommeil

☆ ☆ ☆ ☆ ☆

Autres symptômes	Déclencheurs	Mesures d'aide

Commentaires

Livre de bord de la douleur

Data :-		Lun	Mar	Mer	Jeu	Ven	Sam	Dim

Zone de douleur

Début	Fin

Durée

Emplacement du corps	
Devant	Derrière
Gauche	Droite

Sévérité

1	2	3	4	5	6	7	8	9	10

Début	Fin

Durée

Emplacement du corps	
Devant	Derrière
Gauche	Droite

Sévérité

1	2	3	4	5	6	7	8	9	10

Début	Fin

Durée

Emplacement du corps	
Devant	Derrière
Gauche	Droite

Sévérité

1	2	3	4	5	6	7	8	9	10

L'énergie

☆ ☆ ☆ ☆ ☆

Activité

☆ ☆ ☆ ☆ ☆

Sommeil

☆ ☆ ☆ ☆ ☆

Autres symptômes	Déclencheurs	Mesures d'aide

Commentaires

Livre de bord de la douleur

Data :-		Lun	Mar	Mer	Jeu	Ven	Sam	Dim

Zone de douleur

Début	Fin

Durée

Emplacement du corps

Devant	Derrière
Gauche	Droite

Sévérité

1	2	3	4	5	6	7	8	9	10

Début	Fin

Durée

Emplacement du corps

Devant	Derrière
Gauche	Droite

Sévérité

1	2	3	4	5	6	7	8	9	10

Début	Fin

Durée

Emplacement du corps

Devant	Derrière
Gauche	Droite

Sévérité

1	2	3	4	5	6	7	8	9	10

L'énergie

☆ ☆ ☆ ☆ ☆

Activité

☆ ☆ ☆ ☆ ☆

Sommeil

☆ ☆ ☆ ☆ ☆

Autres symptômes	Déclencheurs	Mesures d'aide

Commentaires

Livre de bord de la douleur

Data :-		Lun	Mar	Mer	Jeu	Ven	Sam	Dim

Zone de douleur

Début	Fin

Durée	

Emplacement du corps

Devant	Derrière
Gauche	Droite

Sévérité

1	2	3	4	5	6	7	8	9	10

Début	Fin

Durée	

Emplacement du corps

Devant	Derrière
Gauche	Droite

Sévérité

1	2	3	4	5	6	7	8	9	10

Début	Fin

Durée	

Emplacement du corps

Devant	Derrière
Gauche	Droite

Sévérité

1	2	3	4	5	6	7	8	9	10

L'énergie

☆ ☆ ☆ ☆ ☆

Activité

☆ ☆ ☆ ☆ ☆

Sommeil

☆ ☆ ☆ ☆ ☆

Autres symptômes	Déclencheurs	Mesures d'aide

Commentaires

Livre de bord de la douleur

Data :-		Lun	Mar	Mer	Jeu	Ven	Sam	Dim

Zone de douleur

Début	Fin

Durée

Emplacement du corps

Devant	Derrière
Gauche	Droite

Sévérité

1	2	3	4	5	6	7	8	9	10

Début	Fin

Durée

Emplacement du corps

Devant	Derrière
Gauche	Droite

Sévérité

1	2	3	4	5	6	7	8	9	10

Début	Fin

Durée

Emplacement du corps

Devant	Derrière
Gauche	Droite

Sévérité

1	2	3	4	5	6	7	8	9	10

L'énergie

☆ ☆ ☆ ☆ ☆

Activité

☆ ☆ ☆ ☆ ☆

Sommeil

☆ ☆ ☆ ☆ ☆

Autres symptômes	Déclencheurs	Mesures d'aide

Commentaires

Livre de bord de la douleur

Data :-		Lun	Mar	Mer	Jeu	Ven	Sam	Dim

Zone de douleur

Début	Fin		Emplacement du corps	
Durée			Devant	Derrière
			Gauche	Droite

Sévérité

1	2	3	4	5	6	7	8	9	10

Début	Fin		Emplacement du corps	
Durée			Devant	Derrière
			Gauche	Droite

Sévérité

1	2	3	4	5	6	7	8	9	10

Début	Fin		Emplacement du corps	
Durée			Devant	Derrière
			Gauche	Droite

Sévérité

1	2	3	4	5	6	7	8	9	10

L'énergie

☆ ☆ ☆ ☆ ☆

Activité

☆ ☆ ☆ ☆ ☆

Sommeil

☆ ☆ ☆ ☆ ☆

Autres symptômes	Déclencheurs	Mesures d'aide

Commentaires

Livre de bord de la douleur

Data :-		Lun	Mar	Mer	Jeu	Ven	Sam	Dim

Zone de douleur

Bloc 1

Début	Fin

Durée

Emplacement du corps

Devant	Derrière
Gauche	Droite

Sévérité

1	2	3	4	5	6	7	8	9	10

Bloc 2

Début	Fin

Durée

Emplacement du corps

Devant	Derrière
Gauche	Droite

Sévérité

1	2	3	4	5	6	7	8	9	10

Bloc 3

Début	Fin

Durée

Emplacement du corps

Devant	Derrière
Gauche	Droite

Sévérité

1	2	3	4	5	6	7	8	9	10

L'énergie

☆ ☆ ☆ ☆ ☆

Activité

☆ ☆ ☆ ☆ ☆

Sommeil

☆ ☆ ☆ ☆ ☆

Autres symptômes	Déclencheurs	Mesures d'aide

Commentaires

Livre de bord de la douleur

Data :-		Lun	Mar	Mer	Jeu	Ven	Sam	Dim

Zone de douleur

Début	Fin

Durée

Emplacement du corps

Devant	Derrière
Gauche	Droite

Sévérité

1	2	3	4	5	6	7	8	9	10

Début	Fin

Durée

Emplacement du corps

Devant	Derrière
Gauche	Droite

Sévérité

1	2	3	4	5	6	7	8	9	10

Début	Fin

Durée

Emplacement du corps

Devant	Derrière
Gauche	Droite

Sévérité

1	2	3	4	5	6	7	8	9	10

L'énergie

☆ ☆ ☆ ☆ ☆

Activité

☆ ☆ ☆ ☆ ☆

Sommeil

☆ ☆ ☆ ☆ ☆

Autres symptômes	Déclencheurs	Mesures d'aide

Commentaires

Livre de bord de la douleur

Data :-		Lun	Mar	Mer	Jeu	Ven	Sam	Dim

Zone de douleur

Début	Fin
Durée	

Emplacement du corps

Devant	Derrière
Gauche	Droite

Sévérité

1	2	3	4	5	6	7	8	9	10

Début	Fin
Durée	

Emplacement du corps

Devant	Derrière
Gauche	Droite

Sévérité

1	2	3	4	5	6	7	8	9	10

Début	Fin
Durée	

Emplacement du corps

Devant	Derrière
Gauche	Droite

Sévérité

1	2	3	4	5	6	7	8	9	10

L'énergie

☆ ☆ ☆ ☆ ☆

Activité

☆ ☆ ☆ ☆ ☆

Sommeil

☆ ☆ ☆ ☆ ☆

Autres symptômes	Déclencheurs	Mesures d'aide

Commentaires

Livre de bord de la douleur

Data :-		Lun	Mar	Mer	Jeu	Ven	Sam	Dim

Zone de douleur

L'énergie

☆ ☆ ☆ ☆ ☆

Activité

☆ ☆ ☆ ☆ ☆

Sommeil

☆ ☆ ☆ ☆ ☆

Début	Fin
Durée	

Emplacement du corps	
Devant	Derrière
Gauche	Droite

Sévérité									
1	2	3	4	5	6	7	8	9	10

Début	Fin
Durée	

Emplacement du corps	
Devant	Derrière
Gauche	Droite

Sévérité									
1	2	3	4	5	6	7	8	9	10

Début	Fin
Durée	

Emplacement du corps	
Devant	Derrière
Gauche	Droite

Sévérité									
1	2	3	4	5	6	7	8	9	10

Autres symptômes	Déclencheurs	Mesures d'aide

Commentaires

Livre de bord de la douleur

Data :-		Lun	Mar	Mer	Jeu	Ven	Sam	Dim

Zone de douleur

Début	Fin

Durée

Emplacement du corps

Devant	Derrière
Gauche	Droite

Sévérité

1	2	3	4	5	6	7	8	9	10

Début	Fin

Durée

Emplacement du corps

Devant	Derrière
Gauche	Droite

Sévérité

1	2	3	4	5	6	7	8	9	10

Début	Fin

Durée

Emplacement du corps

Devant	Derrière
Gauche	Droite

Sévérité

1	2	3	4	5	6	7	8	9	10

L'énergie

☆ ☆ ☆ ☆ ☆

Activité

☆ ☆ ☆ ☆ ☆

Sommeil

☆ ☆ ☆ ☆ ☆

Autres symptômes	Déclencheurs	Mesures d'aide

Commentaires

Livre de bord de la douleur

Data :-		Lun	Mar	Mer	Jeu	Ven	Sam	Dim

Zone de douleur

Début	Fin

Durée

Emplacement du corps

Devant	Derrière
Gauche	Droite

Sévérité

1	2	3	4	5	6	7	8	9	10

Début	Fin

Durée

Emplacement du corps

Devant	Derrière
Gauche	Droite

Sévérité

1	2	3	4	5	6	7	8	9	10

Début	Fin

Durée

Emplacement du corps

Devant	Derrière
Gauche	Droite

Sévérité

1	2	3	4	5	6	7	8	9	10

L'énergie

☆ ☆ ☆ ☆ ☆

Activité

☆ ☆ ☆ ☆ ☆

Sommeil

☆ ☆ ☆ ☆ ☆

Autres symptômes	Déclencheurs	Mesures d'aide

Commentaires

Livre de bord de la douleur

Data :-		Lun	Mar	Mer	Jeu	Ven	Sam	Dim

Zone de douleur

Début	Fin	Emplacement du corps	
Durée		Devant	Derrière
		Gauche	Droite

Sévérité

1	2	3	4	5	6	7	8	9	10

Début	Fin	Emplacement du corps	
Durée		Devant	Derrière
		Gauche	Droite

Sévérité

1	2	3	4	5	6	7	8	9	10

Début	Fin	Emplacement du corps	
Durée		Devant	Derrière
		Gauche	Droite

Sévérité

1	2	3	4	5	6	7	8	9	10

L'énergie

☆ ☆ ☆ ☆ ☆

Activité

☆ ☆ ☆ ☆ ☆

Sommeil

☆ ☆ ☆ ☆ ☆

Autres symptômes	Déclencheurs	Mesures d'aide

Commentaires

Livre de bord de la douleur

Data :-		Lun	Mar	Mer	Jeu	Ven	Sam	Dim

Zone de douleur

Début	Fin

Durée	

Emplacement du corps	
Devant	Derrière
Gauche	Droite

Sévérité									
1	2	3	4	5	6	7	8	9	10

Début	Fin

Durée	

Emplacement du corps	
Devant	Derrière
Gauche	Droite

Sévérité									
1	2	3	4	5	6	7	8	9	10

Début	Fin

Durée	

Emplacement du corps	
Devant	Derrière
Gauche	Droite

Sévérité									
1	2	3	4	5	6	7	8	9	10

L'énergie

☆ ☆ ☆ ☆ ☆

Activité

☆ ☆ ☆ ☆ ☆

Sommeil

☆ ☆ ☆ ☆ ☆

Autres symptômes	Déclencheurs	Mesures d'aide

Commentaires

Livre de bord de la douleur

Data :-		Lun	Mar	Mer	Jeu	Ven	Sam	Dim

Zone de douleur

Début	Fin
Durée	

Emplacement du corps

Devant	Derrière
Gauche	Droite

Sévérité

1	2	3	4	5	6	7	8	9	10

Début	Fin
Durée	

Emplacement du corps

Devant	Derrière
Gauche	Droite

Sévérité

1	2	3	4	5	6	7	8	9	10

Début	Fin
Durée	

Emplacement du corps

Devant	Derrière
Gauche	Droite

Sévérité

1	2	3	4	5	6	7	8	9	10

L'énergie

☆ ☆ ☆ ☆ ☆

Activité

☆ ☆ ☆ ☆ ☆

Sommeil

☆ ☆ ☆ ☆ ☆

Autres symptômes	Déclencheurs	Mesures d'aide

Commentaires

Livre de bord de la douleur

Data :-		Lun	Mar	Mer	Jeu	Ven	Sam	Dim

Zone de douleur

Début	Fin

Durée

Emplacement du corps

Devant	Derrière
Gauche	Droite

Sévérité

1	2	3	4	5	6	7	8	9	10

Début	Fin

Durée

Emplacement du corps

Devant	Derrière
Gauche	Droite

Sévérité

1	2	3	4	5	6	7	8	9	10

Début	Fin

Durée

Emplacement du corps

Devant	Derrière
Gauche	Droite

Sévérité

1	2	3	4	5	6	7	8	9	10

L'énergie

☆ ☆ ☆ ☆ ☆

Activité

☆ ☆ ☆ ☆ ☆

Sommeil

☆ ☆ ☆ ☆ ☆

Autres symptômes	Déclencheurs	Mesures d'aide

Commentaires

Livre de bord de la douleur

Data :-		Lun	Mar	Mer	Jeu	Ven	Sam	Dim

Zone de douleur

L'énergie
☆ ☆ ☆ ☆ ☆

Activité
☆ ☆ ☆ ☆ ☆

Sommeil
☆ ☆ ☆ ☆ ☆

Début	Fin

Durée

Emplacement du corps

Devant	Derrière
Gauche	Droite

Sévérité

1	2	3	4	5	6	7	8	9	10

Début	Fin

Durée

Emplacement du corps

Devant	Derrière
Gauche	Droite

Sévérité

1	2	3	4	5	6	7	8	9	10

Début	Fin

Durée

Emplacement du corps

Devant	Derrière
Gauche	Droite

Sévérité

1	2	3	4	5	6	7	8	9	10

Autres symptômes	Déclencheurs	Mesures d'aide

Commentaires

Livre de bord de la douleur

Data :-		Lun	Mar	Mer	Jeu	Ven	Sam	Dim

Zone de douleur

L'énergie
☆ ☆ ☆ ☆ ☆

Activité
☆ ☆ ☆ ☆ ☆

Sommeil
☆ ☆ ☆ ☆ ☆

Début	Fin
Durée	

Emplacement du corps	
Devant	Derrière
Gauche	Droite

Sévérité									
1	2	3	4	5	6	7	8	9	10

Début	Fin
Durée	

Emplacement du corps	
Devant	Derrière
Gauche	Droite

Sévérité									
1	2	3	4	5	6	7	8	9	10

Début	Fin
Durée	

Emplacement du corps	
Devant	Derrière
Gauche	Droite

Sévérité									
1	2	3	4	5	6	7	8	9	10

Autres symptômes	Déclencheurs	Mesures d'aide

Commentaires

Livre de bord de la douleur

Data :-		Lun	Mar	Mer	Jeu	Ven	Sam	Dim

Zone de douleur

Début	Fin

Durée

Emplacement du corps

Devant	Derrière
Gauche	Droite

Sévérité

1	2	3	4	5	6	7	8	9	10

Début	Fin

Durée

Emplacement du corps

Devant	Derrière
Gauche	Droite

Sévérité

1	2	3	4	5	6	7	8	9	10

Début	Fin

Durée

Emplacement du corps

Devant	Derrière
Gauche	Droite

Sévérité

1	2	3	4	5	6	7	8	9	10

L'énergie

☆ ☆ ☆ ☆ ☆

Activité

☆ ☆ ☆ ☆ ☆

Sommeil

☆ ☆ ☆ ☆ ☆

Autres symptômes	Déclencheurs	Mesures d'aide

Commentaires

Livre de bord de la douleur

Data :-	Lun	Mar	Mer	Jeu	Ven	Sam	Dim

Zone de douleur

Début	Fin

Durée

Emplacement du corps	
Devant	Derrière
Gauche	Droite

Sévérité

1	2	3	4	5	6	7	8	9	10

Début	Fin

Durée

Emplacement du corps	
Devant	Derrière
Gauche	Droite

Sévérité

1	2	3	4	5	6	7	8	9	10

Début	Fin

Durée

Emplacement du corps	
Devant	Derrière
Gauche	Droite

Sévérité

1	2	3	4	5	6	7	8	9	10

L'énergie

☆ ☆ ☆ ☆ ☆

Activité

☆ ☆ ☆ ☆ ☆

Sommeil

☆ ☆ ☆ ☆ ☆

Autres symptômes	Déclencheurs	Mesures d'aide

Commentaires

Livre de bord de la douleur

Data :-		Lun	Mar	Mer	Jeu	Ven	Sam	Dim

Zone de douleur

Début	Fin
Durée	

Emplacement du corps

Devant	Derrière
Gauche	Droite

Sévérité

1	2	3	4	5	6	7	8	9	10

Début	Fin
Durée	

Emplacement du corps

Devant	Derrière
Gauche	Droite

Sévérité

1	2	3	4	5	6	7	8	9	10

Début	Fin
Durée	

Emplacement du corps

Devant	Derrière
Gauche	Droite

Sévérité

1	2	3	4	5	6	7	8	9	10

L'énergie

☆ ☆ ☆ ☆ ☆

Activité

☆ ☆ ☆ ☆ ☆

Sommeil

☆ ☆ ☆ ☆ ☆

Autres symptômes	Déclencheurs	Mesures d'aide

Commentaires

Livre de bord de la douleur

Data :-		Lun	Mar	Mer	Jeu	Ven	Sam	Dim

Zone de douleur

Début	Fin

Durée

Emplacement du corps

Devant	Derrière
Gauche	Droite

Sévérité

1	2	3	4	5	6	7	8	9	10

Début	Fin

Durée

Emplacement du corps

Devant	Derrière
Gauche	Droite

Sévérité

1	2	3	4	5	6	7	8	9	10

Début	Fin

Durée

Emplacement du corps

Devant	Derrière
Gauche	Droite

Sévérité

1	2	3	4	5	6	7	8	9	10

L'énergie

☆ ☆ ☆ ☆ ☆

Activité

☆ ☆ ☆ ☆ ☆

Sommeil

☆ ☆ ☆ ☆ ☆

Autres symptômes	Déclencheurs	Mesures d'aide

Commentaires

Livre de bord de la douleur

Data :-		Lun	Mar	Mer	Jeu	Ven	Sam	Dim

Zone de douleur

Début	Fin
Durée	

Emplacement du corps

Devant	Derrière
Gauche	Droite

Sévérité

1	2	3	4	5	6	7	8	9	10

Début	Fin
Durée	

Emplacement du corps

Devant	Derrière
Gauche	Droite

Sévérité

1	2	3	4	5	6	7	8	9	10

Début	Fin
Durée	

Emplacement du corps

Devant	Derrière
Gauche	Droite

Sévérité

1	2	3	4	5	6	7	8	9	10

L'énergie

☆ ☆ ☆ ☆ ☆

Activité

☆ ☆ ☆ ☆ ☆

Sommeil

☆ ☆ ☆ ☆ ☆

Autres symptômes	Déclencheurs	Mesures d'aide

Commentaires

Livre de bord de la douleur

Data :-		Lun	Mar	Mer	Jeu	Ven	Sam	Dim

Zone de douleur

Début	Fin

Durée

Emplacement du corps

Devant	Derrière
Gauche	Droite

Sévérité									
1	2	3	4	5	6	7	8	9	10

Début	Fin

Durée

Emplacement du corps

Devant	Derrière
Gauche	Droite

Sévérité									
1	2	3	4	5	6	7	8	9	10

Début	Fin

Durée

Emplacement du corps

Devant	Derrière
Gauche	Droite

Sévérité									
1	2	3	4	5	6	7	8	9	10

L'énergie

☆ ☆ ☆ ☆ ☆

Activité

☆ ☆ ☆ ☆ ☆

Sommeil

☆ ☆ ☆ ☆ ☆

Autres symptômes	Déclencheurs	Mesures d'aide

Commentaires

Livre de bord de la douleur

Data :-		Lun	Mar	Mer	Jeu	Ven	Sam	Dim

Zone de douleur

Début	Fin

Durée

Emplacement du corps	
Devant	Derrière
Gauche	Droite

Sévérité

1	2	3	4	5	6	7	8	9	10

Début	Fin

Durée

Emplacement du corps	
Devant	Derrière
Gauche	Droite

Sévérité

1	2	3	4	5	6	7	8	9	10

Début	Fin

Durée

Emplacement du corps	
Devant	Derrière
Gauche	Droite

Sévérité

1	2	3	4	5	6	7	8	9	10

L'énergie

☆ ☆ ☆ ☆ ☆

Activité

☆ ☆ ☆ ☆ ☆

Sommeil

☆ ☆ ☆ ☆ ☆

Autres symptômes	Déclencheurs	Mesures d'aide

Commentaires

Livre de bord de la douleur

Data :-		Lun	Mar	Mer	Jeu	Ven	Sam	Dim

Zone de douleur

Début	Fin

Durée

Emplacement du corps

Devant	Derrière
Gauche	Droite

Sévérité

1	2	3	4	5	6	7	8	9	10

Début	Fin

Durée

Emplacement du corps

Devant	Derrière
Gauche	Droite

Sévérité

1	2	3	4	5	6	7	8	9	10

Début	Fin

Durée

Emplacement du corps

Devant	Derrière
Gauche	Droite

Sévérité

1	2	3	4	5	6	7	8	9	10

L'énergie

☆ ☆ ☆ ☆ ☆

Activité

☆ ☆ ☆ ☆ ☆

Sommeil

☆ ☆ ☆ ☆ ☆

Autres symptômes	Déclencheurs	Mesures d'aide

Commentaires

Livre de bord de la douleur

Data :-		Lun	Mar	Mer	Jeu	Ven	Sam	Dim

Zone de douleur

Début	Fin		Emplacement du corps	
Durée			Devant	Derrière
			Gauche	Droite

Sévérité									
1	2	3	4	5	6	7	8	9	10

Début	Fin		Emplacement du corps	
Durée			Devant	Derrière
			Gauche	Droite

Sévérité									
1	2	3	4	5	6	7	8	9	10

Début	Fin		Emplacement du corps	
Durée			Devant	Derrière
			Gauche	Droite

Sévérité									
1	2	3	4	5	6	7	8	9	10

L'énergie

☆ ☆ ☆ ☆ ☆

Activité

☆ ☆ ☆ ☆ ☆

Sommeil

☆ ☆ ☆ ☆ ☆

Autres symptômes	Déclencheurs	Mesures d'aide

Commentaires

Livre de bord de la douleur

Data :-		Lun	Mar	Mer	Jeu	Ven	Sam	Dim

Zone de douleur

Début	Fin

Durée

Emplacement du corps

Devant	Derrière
Gauche	Droite

Sévérité

1	2	3	4	5	6	7	8	9	10

Début	Fin

Durée

Emplacement du corps

Devant	Derrière
Gauche	Droite

Sévérité

1	2	3	4	5	6	7	8	9	10

Début	Fin

Durée

Emplacement du corps

Devant	Derrière
Gauche	Droite

Sévérité

1	2	3	4	5	6	7	8	9	10

L'énergie

☆ ☆ ☆ ☆ ☆

Activité

☆ ☆ ☆ ☆ ☆

Sommeil

☆ ☆ ☆ ☆ ☆

Autres symptômes	Déclencheurs	Mesures d'aide

Commentaires

Livre de bord de la douleur

Data :-	Lun	Mar	Mer	Jeu	Ven	Sam	Dim

Zone de douleur

Début	Fin

Durée

Emplacement du corps

Devant	Derrière
Gauche	Droite

Sévérité

1	2	3	4	5	6	7	8	9	10

Début	Fin

Durée

Emplacement du corps

Devant	Derrière
Gauche	Droite

Sévérité

1	2	3	4	5	6	7	8	9	10

Début	Fin

Durée

Emplacement du corps

Devant	Derrière
Gauche	Droite

Sévérité

1	2	3	4	5	6	7	8	9	10

L'énergie

☆ ☆ ☆ ☆ ☆

Activité

☆ ☆ ☆ ☆ ☆

Sommeil

☆ ☆ ☆ ☆ ☆

Autres symptômes	Déclencheurs	Mesures d'aide

Commentaires

Livre de bord de la douleur

Data :-		Lun	Mar	Mer	Jeu	Ven	Sam	Dim

Zone de douleur

Début	Fin

Durée

Emplacement du corps

Devant	Derrière
Gauche	Droite

Sévérité

1	2	3	4	5	6	7	8	9	10

Début	Fin

Durée

Emplacement du corps

Devant	Derrière
Gauche	Droite

Sévérité

1	2	3	4	5	6	7	8	9	10

L'énergie

☆ ☆ ☆ ☆ ☆

Activité

☆ ☆ ☆ ☆ ☆

Sommeil

☆ ☆ ☆ ☆ ☆

Début	Fin

Durée

Emplacement du corps

Devant	Derrière
Gauche	Droite

Sévérité

1	2	3	4	5	6	7	8	9	10

Autres symptômes	Déclencheurs	Mesures d'aide

Commentaires

Livre de bord de la douleur

Data :-		Lun	Mar	Mer	Jeu	Ven	Sam	Dim

Zone de douleur

Début	Fin

Durée

Emplacement du corps

Devant	Derrière
Gauche	Droite

Sévérité

1	2	3	4	5	6	7	8	9	10

Début	Fin

Durée

Emplacement du corps

Devant	Derrière
Gauche	Droite

Sévérité

1	2	3	4	5	6	7	8	9	10

Début	Fin

Durée

Emplacement du corps

Devant	Derrière
Gauche	Droite

Sévérité

1	2	3	4	5	6	7	8	9	10

L'énergie

☆ ☆ ☆ ☆ ☆

Activité

☆ ☆ ☆ ☆ ☆

Sommeil

☆ ☆ ☆ ☆ ☆

Autres symptômes	Déclencheurs	Mesures d'aide

Commentaires

Livre de bord de la douleur

Data :-		Lun	Mar	Mer	Jeu	Ven	Sam	Dim

Zone de douleur

L'énergie
☆ ☆ ☆ ☆ ☆
Activité
☆ ☆ ☆ ☆ ☆
Sommeil
☆ ☆ ☆ ☆ ☆

Début	Fin
Durée	

Emplacement du corps	
Devant	Derrière
Gauche	Droite

Sévérité									
1	2	3	4	5	6	7	8	9	10

Début	Fin
Durée	

Emplacement du corps	
Devant	Derrière
Gauche	Droite

Sévérité									
1	2	3	4	5	6	7	8	9	10

Début	Fin
Durée	

Emplacement du corps	
Devant	Derrière
Gauche	Droite

Sévérité									
1	2	3	4	5	6	7	8	9	10

Autres symptômes	Déclencheurs	Mesures d'aide

Commentaires

Livre de bord de la douleur

Data :-		Lun	Mar	Mer	Jeu	Ven	Sam	Dim

Zone de douleur

Début	Fin

Durée

Emplacement du corps

Devant	Derrière
Gauche	Droite

Sévérité

1	2	3	4	5	6	7	8	9	10

Début	Fin

Durée

Emplacement du corps

Devant	Derrière
Gauche	Droite

Sévérité

1	2	3	4	5	6	7	8	9	10

Début	Fin

Durée

Emplacement du corps

Devant	Derrière
Gauche	Droite

Sévérité

1	2	3	4	5	6	7	8	9	10

L'énergie

☆ ☆ ☆ ☆ ☆

Activité

☆ ☆ ☆ ☆ ☆

Sommeil

☆ ☆ ☆ ☆ ☆

Autres symptômes	Déclencheurs	Mesures d'aide

Commentaires

Livre de bord de la douleur

Data :-	Lun	Mar	Mer	Jeu	Ven	Sam	Dim

Zone de douleur

Début	Fin

Durée	

Emplacement du corps

Devant	Derrière
Gauche	Droite

Sévérité

1	2	3	4	5	6	7	8	9	10

Début	Fin

Durée	

Emplacement du corps

Devant	Derrière
Gauche	Droite

Sévérité

1	2	3	4	5	6	7	8	9	10

Début	Fin

Durée	

Emplacement du corps

Devant	Derrière
Gauche	Droite

Sévérité

1	2	3	4	5	6	7	8	9	10

L'énergie

☆ ☆ ☆ ☆ ☆

Activité

☆ ☆ ☆ ☆ ☆

Sommeil

☆ ☆ ☆ ☆ ☆

Autres symptômes	Déclencheurs	Mesures d'aide

Commentaires

Livre de bord de la douleur

Data :-		Lun	Mar	Mer	Jeu	Ven	Sam	Dim

Zone de douleur

Début	Fin

Durée

Emplacement du corps

Devant	Derrière
Gauche	Droite

Sévérité

1	2	3	4	5	6	7	8	9	10

Début	Fin

Durée

Emplacement du corps

Devant	Derrière
Gauche	Droite

Sévérité

1	2	3	4	5	6	7	8	9	10

Début	Fin

Durée

Emplacement du corps

Devant	Derrière
Gauche	Droite

Sévérité

1	2	3	4	5	6	7	8	9	10

L'énergie

☆ ☆ ☆ ☆ ☆

Activité

☆ ☆ ☆ ☆ ☆

Sommeil

☆ ☆ ☆ ☆ ☆

Autres symptômes	Déclencheurs	Mesures d'aide

Commentaires

Livre de bord de la douleur

Data :-		Lun	Mar	Mer	Jeu	Ven	Sam	Dim

Zone de douleur

Début	Fin

Durée

Emplacement du corps	
Devant	Derrière
Gauche	Droite

Sévérité

1	2	3	4	5	6	7	8	9	10

Début	Fin

Durée

Emplacement du corps	
Devant	Derrière
Gauche	Droite

Sévérité

1	2	3	4	5	6	7	8	9	10

Début	Fin

Durée

Emplacement du corps	
Devant	Derrière
Gauche	Droite

Sévérité

1	2	3	4	5	6	7	8	9	10

L'énergie

☆ ☆ ☆ ☆ ☆

Activité

☆ ☆ ☆ ☆ ☆

Sommeil

☆ ☆ ☆ ☆ ☆

Autres symptômes	Déclencheurs	Mesures d'aide

Commentaires

Livre de bord de la douleur

Data :-		Lun	Mar	Mer	Jeu	Ven	Sam	Dim

Zone de douleur

Début	Fin

Durée	

Emplacement du corps	
Devant	Derrière
Gauche	Droite

Sévérité

1	2	3	4	5	6	7	8	9	10

Début	Fin

Durée	

Emplacement du corps	
Devant	Derrière
Gauche	Droite

Sévérité

1	2	3	4	5	6	7	8	9	10

Début	Fin

Durée	

Emplacement du corps	
Devant	Derrière
Gauche	Droite

Sévérité

1	2	3	4	5	6	7	8	9	10

L'énergie

☆ ☆ ☆ ☆ ☆

Activité

☆ ☆ ☆ ☆ ☆

Sommeil

☆ ☆ ☆ ☆ ☆

Autres symptômes	Déclencheurs	Mesures d'aide

Commentaires

Livre de bord de la douleur

<table>
<tr><td>Data :-</td><td>Lun</td><td>Mar</td><td>Mer</td><td>Jeu</td><td>Ven</td><td>Sam</td><td>Dim</td></tr>
</table>

Zone de douleur

Début	Fin
Durée	

Emplacement du corps	
Devant	Derrière
Gauche	Droite

Sévérité

1	2	3	4	5	6	7	8	9	10

Début	Fin
Durée	

Emplacement du corps	
Devant	Derrière
Gauche	Droite

Sévérité

1	2	3	4	5	6	7	8	9	10

Début	Fin
Durée	

Emplacement du corps	
Devant	Derrière
Gauche	Droite

Sévérité

1	2	3	4	5	6	7	8	9	10

L'énergie

☆ ☆ ☆ ☆ ☆

Activité

☆ ☆ ☆ ☆ ☆

Sommeil

☆ ☆ ☆ ☆ ☆

Autres symptômes	Déclencheurs	Mesures d'aide

Commentaires

Livre de bord de la douleur

Data :-		Lun	Mar	Mer	Jeu	Ven	Sam	Dim

Zone de douleur

Début	Fin

Durée

Emplacement du corps

Devant	Derrière
Gauche	Droite

Sévérité

1	2	3	4	5	6	7	8	9	10

Début	Fin

Durée

Emplacement du corps

Devant	Derrière
Gauche	Droite

Sévérité

1	2	3	4	5	6	7	8	9	10

Début	Fin

Durée

Emplacement du corps

Devant	Derrière
Gauche	Droite

Sévérité

1	2	3	4	5	6	7	8	9	10

L'énergie

☆ ☆ ☆ ☆ ☆

Activité

☆ ☆ ☆ ☆ ☆

Sommeil

☆ ☆ ☆ ☆ ☆

Autres symptômes	Déclencheurs	Mesures d'aide

Commentaires

Livre de bord de la douleur

Data :-		Lun	Mar	Mer	Jeu	Ven	Sam	Dim

Zone de douleur

L'énergie
☆ ☆ ☆ ☆ ☆

Activité
☆ ☆ ☆ ☆ ☆

Sommeil
☆ ☆ ☆ ☆ ☆

Début	Fin

Durée

Emplacement du corps

Devant	Derrière
Gauche	Droite

Sévérité

1	2	3	4	5	6	7	8	9	10

Début	Fin

Durée

Emplacement du corps

Devant	Derrière
Gauche	Droite

Sévérité

1	2	3	4	5	6	7	8	9	10

Début	Fin

Durée

Emplacement du corps

Devant	Derrière
Gauche	Droite

Sévérité

1	2	3	4	5	6	7	8	9	10

Autres symptômes	Déclencheurs	Mesures d'aide

Commentaires

Livre de bord de la douleur

Data :-				Lun	Mar	Mer	Jeu	Ven	Sam	Dim

Zone de douleur

Début	Fin		Emplacement du corps	
Durée			Devant	Derrière
			Gauche	Droite

Sévérité

1	2	3	4	5	6	7	8	9	10

Début	Fin		Emplacement du corps	
Durée			Devant	Derrière
			Gauche	Droite

Sévérité

1	2	3	4	5	6	7	8	9	10

Début	Fin		Emplacement du corps	
Durée			Devant	Derrière
			Gauche	Droite

Sévérité

1	2	3	4	5	6	7	8	9	10

L'énergie

☆ ☆ ☆ ☆ ☆

Activité

☆ ☆ ☆ ☆ ☆

Sommeil

☆ ☆ ☆ ☆ ☆

Autres symptômes	Déclencheurs	Mesures d'aide

Commentaires

Livre de bord de la douleur

Data :-		Lun	Mar	Mer	Jeu	Ven	Sam	Dim

Zone de douleur

Début	Fin

Durée

Emplacement du corps

Devant	Derrière
Gauche	Droite

Sévérité

1	2	3	4	5	6	7	8	9	10

Début	Fin

Durée

Emplacement du corps

Devant	Derrière
Gauche	Droite

Sévérité

1	2	3	4	5	6	7	8	9	10

Début	Fin

Durée

Emplacement du corps

Devant	Derrière
Gauche	Droite

Sévérité

1	2	3	4	5	6	7	8	9	10

L'énergie

☆ ☆ ☆ ☆ ☆

Activité

☆ ☆ ☆ ☆ ☆

Sommeil

☆ ☆ ☆ ☆ ☆

Autres symptômes	Déclencheurs	Mesures d'aide

Commentaires

Livre de bord de la douleur

Data :-		Lun	Mar	Mer	Jeu	Ven	Sam	Dim

Zone de douleur

L'énergie
☆ ☆ ☆ ☆ ☆

Activité
☆ ☆ ☆ ☆ ☆

Sommeil
☆ ☆ ☆ ☆ ☆

Début	Fin

Durée

Emplacement du corps

Devant	Derrière
Gauche	Droite

Sévérité

1	2	3	4	5	6	7	8	9	10

Début	Fin

Durée

Emplacement du corps

Devant	Derrière
Gauche	Droite

Sévérité

1	2	3	4	5	6	7	8	9	10

Début	Fin

Durée

Emplacement du corps

Devant	Derrière
Gauche	Droite

Sévérité

1	2	3	4	5	6	7	8	9	10

Autres symptômes	Déclencheurs	Mesures d'aide

Commentaires

Livre de bord de la douleur

Data :-	Lun	Mar	Mer	Jeu	Ven	Sam	Dim

Zone de douleur

Début	Fin

Durée

Emplacement du corps

Devant	Derrière
Gauche	Droite

Sévérité

1	2	3	4	5	6	7	8	9	10

Début	Fin

Durée

Emplacement du corps

Devant	Derrière
Gauche	Droite

Sévérité

1	2	3	4	5	6	7	8	9	10

Début	Fin

Durée

Emplacement du corps

Devant	Derrière
Gauche	Droite

Sévérité

1	2	3	4	5	6	7	8	9	10

L'énergie

☆ ☆ ☆ ☆ ☆

Activité

☆ ☆ ☆ ☆ ☆

Sommeil

☆ ☆ ☆ ☆ ☆

Autres symptômes	Déclencheurs	Mesures d'aide

Commentaires

Livre de bord de la douleur

Data :-		Lun	Mar	Mer	Jeu	Ven	Sam	Dim

Zone de douleur

Début	Fin

Durée

Emplacement du corps

Devant	Derrière
Gauche	Droite

Sévérité

1	2	3	4	5	6	7	8	9	10

Début	Fin

Durée

Emplacement du corps

Devant	Derrière
Gauche	Droite

Sévérité

1	2	3	4	5	6	7	8	9	10

Début	Fin

Durée

Emplacement du corps

Devant	Derrière
Gauche	Droite

Sévérité

1	2	3	4	5	6	7	8	9	10

L'énergie

☆ ☆ ☆ ☆ ☆

Activité

☆ ☆ ☆ ☆ ☆

Sommeil

☆ ☆ ☆ ☆ ☆

Autres symptômes	Déclencheurs	Mesures d'aide

Commentaires

Livre de bord de la douleur

Data :-						Lun	Mar	Mer	Jeu	Ven	Sam	Dim

Zone de douleur

Début	Fin

Durée

Emplacement du corps

Devant	Derrière
Gauche	Droite

Sévérité

1	2	3	4	5	6	7	8	9	10

Début	Fin

Durée

Emplacement du corps

Devant	Derrière
Gauche	Droite

Sévérité

1	2	3	4	5	6	7	8	9	10

Début	Fin

Durée

Emplacement du corps

Devant	Derrière
Gauche	Droite

Sévérité

1	2	3	4	5	6	7	8	9	10

L'énergie

☆ ☆ ☆ ☆ ☆

Activité

☆ ☆ ☆ ☆ ☆

Sommeil

☆ ☆ ☆ ☆ ☆

Autres symptômes	Déclencheurs	Mesures d'aide

Commentaires

Livre de bord de la douleur

Data :-		Lun	Mar	Mer	Jeu	Ven	Sam	Dim

Zone de douleur

Début	Fin

Durée

Emplacement du corps

Devant	Derrière
Gauche	Droite

Sévérité

1	2	3	4	5	6	7	8	9	10

Début	Fin

Durée

Emplacement du corps

Devant	Derrière
Gauche	Droite

Sévérité

1	2	3	4	5	6	7	8	9	10

Début	Fin

Durée

Emplacement du corps

Devant	Derrière
Gauche	Droite

Sévérité

1	2	3	4	5	6	7	8	9	10

L'énergie

☆ ☆ ☆ ☆ ☆

Activité

☆ ☆ ☆ ☆ ☆

Sommeil

☆ ☆ ☆ ☆ ☆

Autres symptômes	Déclencheurs	Mesures d'aide

Commentaires

Livre de bord de la douleur

Data :-		Lun	Mar	Mer	Jeu	Ven	Sam	Dim

Zone de douleur

Début	Fin

Durée

Emplacement du corps

Devant	Derrière
Gauche	Droite

Sévérité

1	2	3	4	5	6	7	8	9	10

Début	Fin

Durée

Emplacement du corps

Devant	Derrière
Gauche	Droite

Sévérité

1	2	3	4	5	6	7	8	9	10

Début	Fin

Durée

Emplacement du corps

Devant	Derrière
Gauche	Droite

Sévérité

1	2	3	4	5	6	7	8	9	10

L'énergie

☆ ☆ ☆ ☆ ☆

Activité

☆ ☆ ☆ ☆ ☆

Sommeil

☆ ☆ ☆ ☆ ☆

Autres symptômes	Déclencheurs	Mesures d'aide

Commentaires

Livre de bord de la douleur

Data :-		Lun	Mar	Mer	Jeu	Ven	Sam	Dim

Zone de douleur

L'énergie
☆ ☆ ☆ ☆ ☆

Activité
☆ ☆ ☆ ☆ ☆

Sommeil
☆ ☆ ☆ ☆ ☆

Début	Fin

Durée

Emplacement du corps

Devant	Derrière
Gauche	Droite

Sévérité

1	2	3	4	5	6	7	8	9	10

Début	Fin

Durée

Emplacement du corps

Devant	Derrière
Gauche	Droite

Sévérité

1	2	3	4	5	6	7	8	9	10

Début	Fin

Durée

Emplacement du corps

Devant	Derrière
Gauche	Droite

Sévérité

1	2	3	4	5	6	7	8	9	10

Autres symptômes	Déclencheurs	Mesures d'aide

Commentaires

Livre de bord de la douleur

Data :-		Lun	Mar	Mer	Jeu	Ven	Sam	Dim

Zone de douleur

L'énergie
☆ ☆ ☆ ☆ ☆
Activité
☆ ☆ ☆ ☆ ☆
Sommeil
☆ ☆ ☆ ☆ ☆

Début	Fin
Durée	

Emplacement du corps	
Devant	Derrière
Gauche	Droite

Sévérité									
1	2	3	4	5	6	7	8	9	10

Début	Fin
Durée	

Emplacement du corps	
Devant	Derrière
Gauche	Droite

Sévérité									
1	2	3	4	5	6	7	8	9	10

Début	Fin
Durée	

Emplacement du corps	
Devant	Derrière
Gauche	Droite

Sévérité									
1	2	3	4	5	6	7	8	9	10

Autres symptômes	Déclencheurs	Mesures d'aide

Commentaires

Livre de bord de la douleur

Data :-		Lun	Mar	Mer	Jeu	Ven	Sam	Dim

Zone de douleur

Début	Fin

Durée

Emplacement du corps

Devant	Derrière
Gauche	Droite

Sévérité

1	2	3	4	5	6	7	8	9	10

Début	Fin

Durée

Emplacement du corps

Devant	Derrière
Gauche	Droite

Sévérité

1	2	3	4	5	6	7	8	9	10

Début	Fin

Durée

Emplacement du corps

Devant	Derrière
Gauche	Droite

Sévérité

1	2	3	4	5	6	7	8	9	10

L'énergie

☆ ☆ ☆ ☆ ☆

Activité

☆ ☆ ☆ ☆ ☆

Sommeil

☆ ☆ ☆ ☆ ☆

Autres symptômes	Déclencheurs	Mesures d'aide

Commentaires

Livre de bord de la douleur

Data :-	Lun	Mar	Mer	Jeu	Ven	Sam	Dim

Zone de douleur

Début	Fin

Durée

Emplacement du corps

Devant	Derrière
Gauche	Droite

Sévérité

1	2	3	4	5	6	7	8	9	10

Début	Fin

Durée

Emplacement du corps

Devant	Derrière
Gauche	Droite

Sévérité

1	2	3	4	5	6	7	8	9	10

Début	Fin

Durée

Emplacement du corps

Devant	Derrière
Gauche	Droite

Sévérité

1	2	3	4	5	6	7	8	9	10

L'énergie

☆ ☆ ☆ ☆ ☆

Activité

☆ ☆ ☆ ☆ ☆

Sommeil

☆ ☆ ☆ ☆ ☆

Autres symptômes	Déclencheurs	Mesures d'aide

Commentaires

Livre de bord de la douleur

Data :-		Lun	Mar	Mer	Jeu	Ven	Sam	Dim

Zone de douleur

L'énergie
☆ ☆ ☆ ☆ ☆

Activité
☆ ☆ ☆ ☆ ☆

Sommeil
☆ ☆ ☆ ☆ ☆

Début	Fin

Durée

Emplacement du corps

Devant	Derrière
Gauche	Droite

Sévérité

1	2	3	4	5	6	7	8	9	10

Début	Fin

Durée

Emplacement du corps

Devant	Derrière
Gauche	Droite

Sévérité

1	2	3	4	5	6	7	8	9	10

Début	Fin

Durée

Emplacement du corps

Devant	Derrière
Gauche	Droite

Sévérité

1	2	3	4	5	6	7	8	9	10

Autres symptômes	Déclencheurs	Mesures d'aide

Commentaires

Livre de bord de la douleur

Data :-		Lun	Mar	Mer	Jeu	Ven	Sam	Dim

Zone de douleur

Début	Fin

Durée	

Emplacement du corps

Devant	Derrière
Gauche	Droite

Sévérité

1	2	3	4	5	6	7	8	9	10

Début	Fin

Durée	

Emplacement du corps

Devant	Derrière
Gauche	Droite

Sévérité

1	2	3	4	5	6	7	8	9	10

Début	Fin

Durée	

Emplacement du corps

Devant	Derrière
Gauche	Droite

Sévérité

1	2	3	4	5	6	7	8	9	10

L'énergie

☆ ☆ ☆ ☆ ☆

Activité

☆ ☆ ☆ ☆ ☆

Sommeil

☆ ☆ ☆ ☆ ☆

Autres symptômes	Déclencheurs	Mesures d'aide

Commentaires

Livre de bord de la douleur

Data :-	Lun	Mar	Mer	Jeu	Ven	Sam	Dim

Zone de douleur

L'énergie
☆ ☆ ☆ ☆ ☆

Activité
☆ ☆ ☆ ☆ ☆

Sommeil
☆ ☆ ☆ ☆ ☆

Début	Fin

Durée

Emplacement du corps

Devant	Derrière
Gauche	Droite

Sévérité

1	2	3	4	5	6	7	8	9	10

Début	Fin

Durée

Emplacement du corps

Devant	Derrière
Gauche	Droite

Sévérité

1	2	3	4	5	6	7	8	9	10

Début	Fin

Durée

Emplacement du corps

Devant	Derrière
Gauche	Droite

Sévérité

1	2	3	4	5	6	7	8	9	10

Autres symptômes	Déclencheurs	Mesures d'aide

Commentaires

Livre de bord de la douleur

Data :-		Lun	Mar	Mer	Jeu	Ven	Sam	Dim

Zone de douleur

Début	Fin

Durée	

Emplacement du corps

Devant	Derrière
Gauche	Droite

Sévérité

1	2	3	4	5	6	7	8	9	10

Début	Fin

Durée	

Emplacement du corps

Devant	Derrière
Gauche	Droite

Sévérité

1	2	3	4	5	6	7	8	9	10

Début	Fin

Durée	

Emplacement du corps

Devant	Derrière
Gauche	Droite

Sévérité

1	2	3	4	5	6	7	8	9	10

L'énergie

☆ ☆ ☆ ☆ ☆

Activité

☆ ☆ ☆ ☆ ☆

Sommeil

☆ ☆ ☆ ☆ ☆

Autres symptômes	Déclencheurs	Mesures d'aide

Commentaires

Livre de bord de la douleur

Data :-		Lun	Mar	Mer	Jeu	Ven	Sam	Dim

Zone de douleur

Début	Fin

Durée	

Emplacement du corps

Devant	Derrière
Gauche	Droite

Sévérité

1	2	3	4	5	6	7	8	9	10

Début	Fin

Durée	

Emplacement du corps

Devant	Derrière
Gauche	Droite

Sévérité

1	2	3	4	5	6	7	8	9	10

Début	Fin

Durée	

Emplacement du corps

Devant	Derrière
Gauche	Droite

Sévérité

1	2	3	4	5	6	7	8	9	10

L'énergie

☆ ☆ ☆ ☆ ☆

Activité

☆ ☆ ☆ ☆ ☆

Sommeil

☆ ☆ ☆ ☆ ☆

Autres symptômes	Déclencheurs	Mesures d'aide

Commentaires

Livre de bord de la douleur

Data :-		Lun	Mar	Mer	Jeu	Ven	Sam	Dim

Zone de douleur

L'énergie
☆ ☆ ☆ ☆ ☆

Activité
☆ ☆ ☆ ☆ ☆

Sommeil
☆ ☆ ☆ ☆ ☆

Début	Fin

Durée	

Emplacement du corps	
Devant	Derrière
Gauche	Droite

Sévérité
1	2	3	4	5	6	7	8	9	10

Début	Fin

Durée	

Emplacement du corps	
Devant	Derrière
Gauche	Droite

Sévérité
1	2	3	4	5	6	7	8	9	10

Début	Fin

Durée	

Emplacement du corps	
Devant	Derrière
Gauche	Droite

Sévérité
1	2	3	4	5	6	7	8	9	10

Autres symptômes	Déclencheurs	Mesures d'aide

Commentaires

Livre de bord de la douleur

Data :-		Lun	Mar	Mer	Jeu	Ven	Sam	Dim

Zone de douleur

L'énergie
☆ ☆ ☆ ☆ ☆
Activité
☆ ☆ ☆ ☆ ☆
Sommeil
☆ ☆ ☆ ☆ ☆

Début	Fin

Durée

Emplacement du corps	
Devant	Derrière
Gauche	Droite

Sévérité

1	2	3	4	5	6	7	8	9	10

Début	Fin

Durée

Emplacement du corps	
Devant	Derrière
Gauche	Droite

Sévérité

1	2	3	4	5	6	7	8	9	10

Début	Fin

Durée

Emplacement du corps	
Devant	Derrière
Gauche	Droite

Sévérité

1	2	3	4	5	6	7	8	9	10

Autres symptômes	Déclencheurs	Mesures d'aide

Commentaires

Livre de bord de la douleur

Data :-		Lun	Mar	Mer	Jeu	Ven	Sam	Dim

Zone de douleur

Début	Fin

Durée

Emplacement du corps

Devant	Derrière
Gauche	Droite

Sévérité

1	2	3	4	5	6	7	8	9	10

Début	Fin

Durée

Emplacement du corps

Devant	Derrière
Gauche	Droite

Sévérité

1	2	3	4	5	6	7	8	9	10

Début	Fin

Durée

Emplacement du corps

Devant	Derrière
Gauche	Droite

Sévérité

1	2	3	4	5	6	7	8	9	10

L'énergie

☆ ☆ ☆ ☆ ☆

Activité

☆ ☆ ☆ ☆ ☆

Sommeil

☆ ☆ ☆ ☆ ☆

Autres symptômes	Déclencheurs	Mesures d'aide

Commentaires

Livre de bord de la douleur

| Data :- | | Lun | Mar | Mer | Jeu | Ven | Sam | Dim |

Zone de douleur

L'énergie
☆ ☆ ☆ ☆ ☆

Activité
☆ ☆ ☆ ☆ ☆

Sommeil
☆ ☆ ☆ ☆ ☆

Début	Fin
Durée	

Emplacement du corps

Devant	Derrière
Gauche	Droite

Sévérité

| 1 | 2 | 3 | 4 | 5 | 6 | 7 | 8 | 9 | 10 |

Début	Fin
Durée	

Emplacement du corps

Devant	Derrière
Gauche	Droite

Sévérité

| 1 | 2 | 3 | 4 | 5 | 6 | 7 | 8 | 9 | 10 |

Début	Fin
Durée	

Emplacement du corps

Devant	Derrière
Gauche	Droite

Sévérité

| 1 | 2 | 3 | 4 | 5 | 6 | 7 | 8 | 9 | 10 |

Autres symptômes	Déclencheurs	Mesures d'aide

Commentaires

Livre de bord de la douleur

Data :-		Lun	Mar	Mer	Jeu	Ven	Sam	Dim

Zone de douleur

Début	Fin

Durée	

Emplacement du corps

Devant	Derrière
Gauche	Droite

Sévérité

1	2	3	4	5	6	7	8	9	10

Début	Fin

Durée	

Emplacement du corps

Devant	Derrière
Gauche	Droite

Sévérité

1	2	3	4	5	6	7	8	9	10

Début	Fin

Durée	

Emplacement du corps

Devant	Derrière
Gauche	Droite

Sévérité

1	2	3	4	5	6	7	8	9	10

L'énergie

☆ ☆ ☆ ☆ ☆

Activité

☆ ☆ ☆ ☆ ☆

Sommeil

☆ ☆ ☆ ☆ ☆

Autres symptômes	Déclencheurs	Mesures d'aide

Commentaires

Livre de bord de la douleur

Data :-		Lun	Mar	Mer	Jeu	Ven	Sam	Dim

Zone de douleur

Début	Fin

Durée

Emplacement du corps

Devant	Derrière
Gauche	Droite

Sévérité

1	2	3	4	5	6	7	8	9	10

Début	Fin

Durée

Emplacement du corps

Devant	Derrière
Gauche	Droite

Sévérité

1	2	3	4	5	6	7	8	9	10

Début	Fin

Durée

Emplacement du corps

Devant	Derrière
Gauche	Droite

Sévérité

1	2	3	4	5	6	7	8	9	10

L'énergie

☆ ☆ ☆ ☆ ☆

Activité

☆ ☆ ☆ ☆ ☆

Sommeil

☆ ☆ ☆ ☆ ☆

Autres symptômes	Déclencheurs	Mesures d'aide

Commentaires

Livre de bord de la douleur

Data :-		Lun	Mar	Mer	Jeu	Ven	Sam	Dim

Zone de douleur

Début	Fin

Durée

Emplacement du corps

Devant	Derrière
Gauche	Droite

Sévérité

1	2	3	4	5	6	7	8	9	10

Début	Fin

Durée

Emplacement du corps

Devant	Derrière
Gauche	Droite

Sévérité

1	2	3	4	5	6	7	8	9	10

Début	Fin

Durée

Emplacement du corps

Devant	Derrière
Gauche	Droite

Sévérité

1	2	3	4	5	6	7	8	9	10

L'énergie

☆ ☆ ☆ ☆ ☆

Activité

☆ ☆ ☆ ☆ ☆

Sommeil

☆ ☆ ☆ ☆ ☆

Autres symptômes	Déclencheurs	Mesures d'aide

Commentaires

Livre de bord de la douleur

Data :-		Lun	Mar	Mer	Jeu	Ven	Sam	Dim

Zone de douleur

Début	Fin

Durée

Emplacement du corps

Devant	Derrière
Gauche	Droite

Sévérité

1	2	3	4	5	6	7	8	9	10

Début	Fin

Durée

Emplacement du corps

Devant	Derrière
Gauche	Droite

Sévérité

1	2	3	4	5	6	7	8	9	10

Début	Fin

Durée

Emplacement du corps

Devant	Derrière
Gauche	Droite

Sévérité

1	2	3	4	5	6	7	8	9	10

L'énergie

☆ ☆ ☆ ☆ ☆

Activité

☆ ☆ ☆ ☆ ☆

Sommeil

☆ ☆ ☆ ☆ ☆

Autres symptômes	Déclencheurs	Mesures d'aide

Commentaires

Livre de bord de la douleur

Data :-	Lun	Mar	Mer	Jeu	Ven	Sam	Dim

Zone de douleur

Début	Fin

Durée

Emplacement du corps	
Devant	Derrière
Gauche	Droite

Sévérité									
1	2	3	4	5	6	7	8	9	10

Début	Fin

Durée

Emplacement du corps	
Devant	Derrière
Gauche	Droite

Sévérité									
1	2	3	4	5	6	7	8	9	10

Début	Fin

Durée

Emplacement du corps	
Devant	Derrière
Gauche	Droite

Sévérité									
1	2	3	4	5	6	7	8	9	10

L'énergie

☆ ☆ ☆ ☆ ☆

Activité

☆ ☆ ☆ ☆ ☆

Sommeil

☆ ☆ ☆ ☆ ☆

Autres symptômes	Déclencheurs	Mesures d'aide

Commentaires

Livre de bord de la douleur

Data :-		Lun	Mar	Mer	Jeu	Ven	Sam	Dim

Zone de douleur

Début	Fin
Durée	

Emplacement du corps	
Devant	Derrière
Gauche	Droite

Sévérité

1	2	3	4	5	6	7	8	9	10

Début	Fin
Durée	

Emplacement du corps	
Devant	Derrière
Gauche	Droite

Sévérité

1	2	3	4	5	6	7	8	9	10

Début	Fin
Durée	

Emplacement du corps	
Devant	Derrière
Gauche	Droite

Sévérité

1	2	3	4	5	6	7	8	9	10

L'énergie

☆ ☆ ☆ ☆ ☆

Activité

☆ ☆ ☆ ☆ ☆

Sommeil

☆ ☆ ☆ ☆ ☆

Autres symptômes	Déclencheurs	Mesures d'aide

Commentaires

Livre de bord de la douleur

Data :-		Lun	Mar	Mer	Jeu	Ven	Sam	Dim

Zone de douleur

Début	Fin

Durée	

Emplacement du corps

Devant	Derrière
Gauche	Droite

Sévérité

1	2	3	4	5	6	7	8	9	10

Début	Fin

Durée	

Emplacement du corps

Devant	Derrière
Gauche	Droite

Sévérité

1	2	3	4	5	6	7	8	9	10

Début	Fin

Durée	

Emplacement du corps

Devant	Derrière
Gauche	Droite

Sévérité

1	2	3	4	5	6	7	8	9	10

L'énergie

☆ ☆ ☆ ☆ ☆

Activité

☆ ☆ ☆ ☆ ☆

Sommeil

☆ ☆ ☆ ☆ ☆

Autres symptômes	Déclencheurs	Mesures d'aide

Commentaires

Livre de bord de la douleur

Data :-		Lun	Mar	Mer	Jeu	Ven	Sam	Dim

Zone de douleur

Début	Fin

Durée	

Emplacement du corps

Devant	Derrière
Gauche	Droite

Sévérité

1	2	3	4	5	6	7	8	9	10

Début	Fin

Durée	

Emplacement du corps

Devant	Derrière
Gauche	Droite

Sévérité

1	2	3	4	5	6	7	8	9	10

Début	Fin

Durée	

Emplacement du corps

Devant	Derrière
Gauche	Droite

Sévérité

1	2	3	4	5	6	7	8	9	10

L'énergie

☆ ☆ ☆ ☆ ☆

Activité

☆ ☆ ☆ ☆ ☆

Sommeil

☆ ☆ ☆ ☆ ☆

Autres symptômes	Déclencheurs	Mesures d'aide

Commentaires

Livre de bord de la douleur

Data :-		Lun	Mar	Mer	Jeu	Ven	Sam	Dim

Zone de douleur

Début	Fin

Durée

Emplacement du corps

Devant	Derrière
Gauche	Droite

Sévérité									
1	2	3	4	5	6	7	8	9	10

Début	Fin

Durée

Emplacement du corps

Devant	Derrière
Gauche	Droite

Sévérité									
1	2	3	4	5	6	7	8	9	10

Début	Fin

Durée

Emplacement du corps

Devant	Derrière
Gauche	Droite

Sévérité									
1	2	3	4	5	6	7	8	9	10

L'énergie

☆ ☆ ☆ ☆ ☆

Activité

☆ ☆ ☆ ☆ ☆

Sommeil

☆ ☆ ☆ ☆ ☆

Autres symptômes	Déclencheurs	Mesures d'aide

Commentaires

Livre de bord de la douleur

Data :-		Lun	Mar	Mer	Jeu	Ven	Sam	Dim

Zone de douleur

Début	Fin	Emplacement du corps	
		Devant	Derrière
Durée		Gauche	Droite

Sévérité

1	2	3	4	5	6	7	8	9	10

Début	Fin	Emplacement du corps	
		Devant	Derrière
Durée		Gauche	Droite

Sévérité

1	2	3	4	5	6	7	8	9	10

Début	Fin	Emplacement du corps	
		Devant	Derrière
Durée		Gauche	Droite

Sévérité

1	2	3	4	5	6	7	8	9	10

L'énergie

☆ ☆ ☆ ☆ ☆

Activité

☆ ☆ ☆ ☆ ☆

Sommeil

☆ ☆ ☆ ☆ ☆

Autres symptômes	Déclencheurs	Mesures d'aide

Commentaires

Livre de bord de la douleur

Data :-		Lun	Mar	Mer	Jeu	Ven	Sam	Dim

Zone de douleur

Début	Fin

Durée

Emplacement du corps

Devant	Derrière
Gauche	Droite

Sévérité

1	2	3	4	5	6	7	8	9	10

Début	Fin

Durée

Emplacement du corps

Devant	Derrière
Gauche	Droite

Sévérité

1	2	3	4	5	6	7	8	9	10

Début	Fin

Durée

Emplacement du corps

Devant	Derrière
Gauche	Droite

Sévérité

1	2	3	4	5	6	7	8	9	10

L'énergie

☆ ☆ ☆ ☆ ☆

Activité.

☆ ☆ ☆ ☆ ☆

Sommeil

☆ ☆ ☆ ☆ ☆

Autres symptômes	Déclencheurs	Mesures d'aide

Commentaires

Livre de bord de la douleur

Data :-		Lun	Mar	Mer	Jeu	Ven	Sam	Dim

Zone de douleur

Début	Fin

Durée

Emplacement du corps

Devant	Derrière
Gauche	Droite

Sévérité

1	2	3	4	5	6	7	8	9	10

Début	Fin

Durée

Emplacement du corps

Devant	Derrière
Gauche	Droite

Sévérité

1	2	3	4	5	6	7	8	9	10

Début	Fin

Durée

Emplacement du corps

Devant	Derrière
Gauche	Droite

Sévérité

1	2	3	4	5	6	7	8	9	10

L'énergie

☆ ☆ ☆ ☆ ☆

Activité

☆ ☆ ☆ ☆ ☆

Sommeil

☆ ☆ ☆ ☆ ☆

Autres symptômes	Déclencheurs	Mesures d'aide

Commentaires

Livre de bord de la douleur

Data :-		Lun	Mar	Mer	Jeu	Ven	Sam	Dim

Zone de douleur

Début	Fin

Durée

Emplacement du corps

Devant	Derrière
Gauche	Droite

Sévérité

1	2	3	4	5	6	7	8	9	10

Début	Fin

Durée

Emplacement du corps

Devant	Derrière
Gauche	Droite

Sévérité

1	2	3	4	5	6	7	8	9	10

Début	Fin

Durée

Emplacement du corps

Devant	Derrière
Gauche	Droite

Sévérité

1	2	3	4	5	6	7	8	9	10

L'énergie

☆ ☆ ☆ ☆ ☆

Activité

☆ ☆ ☆ ☆ ☆

Sommeil

☆ ☆ ☆ ☆ ☆

Autres symptômes	Déclencheurs	Mesures d'aide

Commentaires

www.ingramcontent.com/pod-product-compliance
Lightning Source LLC
La Vergne TN
LVHW050653200726
843506LV00010B/1497

9 783986 089627

e:

Jour: Lun   Mar   Mer   Jen   Ven   Sam   Dim

reprise:

éphone:

eures perdues pour cause de mauvais temps

Visiteurs

nditions météorologiques

AM	PM

Programme

ate d'achèvement:

s avant la date prévue:

Jours de retard:

Problèmes/ Retards

Questions de sécurité

Accidents/ Incidents

Résumé des travaux effectués aujourd'hui

ature: Nom:

Détails

Nom:

Entreprise:

Téléphone:

Téléphone:

Email:

Détails de l'urgence:

Nom: | **Nom:**

Entreprise: | **Entreprise:**

Important:

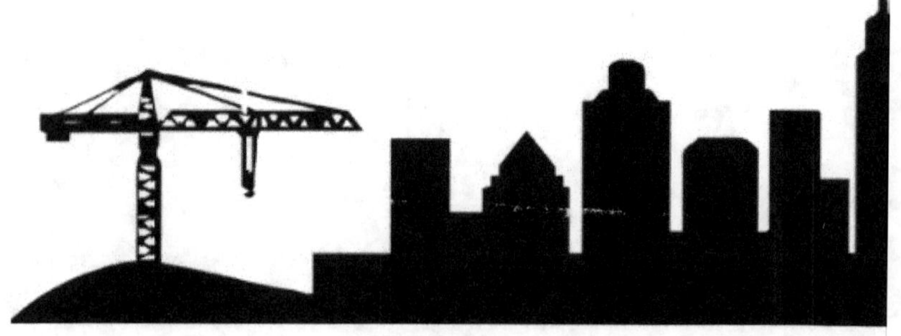

Équipement sur le chantier de construction	Unités	Travailler	
		Oui	Non

Employé/Contractant	Commerce	Heures contractuelles	Heures supplémentaires

Matériel livré	De et taux	Matériel loué	Unités

Notes

Date:		Jour:	Lun	Mar	Mer	Jen	Ven	Sam	Dim

Entreprise:

Téléphone:

Heures perdues pour cause de mauvais temps	Visiteurs

Conditions météorologiques

AM	PM

Programme	Problèmes/ Retards
Date d'achèvement:	
Jours avant la date prévue:	
Jours de retard:	

Questions de sécurité	Accidents/ Incidents

Résumé des travaux effectués aujourd'hui

Signature:	Nom:

Équipement sur le chantier de construction	Unités	Travailler	
		Oui	Non

Employé/ Contractant	Commerce	Heures contractuelles	Heures supplémentaires

Matériel livré	De et taux	Matériel loué	Unités

Notes

Date:		Jour:	Lun	Mar	Mer	Jen	Ven	Sam	Dim

Entreprise:

Téléphone:

Heures perdues pour cause de mauvais temps	Visiteurs

Conditions météorologiques

AM	PM

Programme	Problèmes/ Retards
Date d'achèvement:	
Jours avant la date prévue:	
Jours de retard:	

Questions de sécurité	Accidents/ Incidents

Résumé des travaux effectués aujourd'hui

Signature:	Nom:

Équipement sur le chantier de construction	Unités	Travailler	
		Oui	Non

Employé/Contractant	Commerce	Heures contractuelles	Heures supplémentaires

Matériel livré	De et taux	Matériel loué	Unités

Notes

Date:		Jour:	Lun	Mar	Mer	Jen	Ven	Sam	Dim

Entreprise:

Téléphone:

Heures perdues pour cause de mauvais temps	**Visiteurs**

Conditions météorologiques

AM	PM

Programme	**Problèmes/ Retards**
Date d'achèvement:	
Jours avant la date prévue:	
Jours de retard:	

Questions de sécurité	**Accidents/ Incidents**

Résumé des travaux effectués aujourd'hui

Signature:

Nom:

Équipement sur le chantier de construction	Unités	Travailler	
		Oui	Non

Employé/ Contractant	Commerce	Heures contractuelles	Heures supplémentaires

Matériel livré	De et taux	Matériel loué	Unités

Notes

| Date: | | Jour: | Lun | Mar | Mer | Jen | Ven | Sam | Dim |

Entreprise:

Téléphone:

Heures perdues pour cause de mauvais temps

Visiteurs

Conditions météorologiques

AM	PM

Programme

Date d'achèvement:	
Jours avant la date prévue:	
Jours de retard:	

Problèmes/ Retards

Questions de sécurité

Accidents/ Incidents

Résumé des travaux effectués aujourd'hui

Signature:

Nom:

Équipement sur le chantier de construction	Unités	Travailler	
		Oui	Non

Employé/ Contractant	Commerce	Heures contractuelles	Heures supplémentaires

Matériel livré	De et taux	Matériel loué	Unités

Notes

Date:		Jour:	Lun	Mar	Mer	Jen	Ven	Sam	Dim

Entreprise:

Téléphone:

Heures perdues pour cause de mauvais temps	Visiteurs

Conditions météorologiques	
AM	PM

Programme	Problèmes/ Retards
Date d'achèvement:	
Jours avant la date prévue:	
Jours de retard:	

Questions de sécurité	Accidents/ Incidents

Résumé des travaux effectués aujourd'hui

Signature:	Nom:

| Équipement sur le chantier de construction | Unités | Travailler | |
		Oui	Non

Employé/ Contractant	Commerce	Heures contractuelles	Heures supplémentaires

Matériel livré	De et taux	Matériel loué	Unités

Notes

| Date: | | Jour: | Lun | Mar | Mer | Jen | Ven | Sam | Dim |

Entreprise:

Téléphone:

Heures perdues pour cause de mauvais temps

Visiteurs

Conditions météorologiques

AM	PM

Programme

Date d'achèvement:

Jours avant la date prévue:

Jours de retard:

Problèmes/ Retards

Questions de sécurité

Accidents/ Incidents

Résumé des travaux effectués aujourd'hui

Signature:

Nom:

Équipement sur le chantier de construction	Unités	Travailler	
		Oui	Non

Employé/ Contractant	Commerce	Heures contractuelles	Heures supplémentaires

Matériel livré	De et taux	Matériel loué	Unités

Notes

Date:		Jour:	Lun	Mar	Mer	Jen	Ven	Sam	Dim

Entreprise:	
Téléphone:	

Heures perdues pour cause de mauvais temps	**Visiteurs**

Conditions météorologiques

AM	PM

Programme	**Problèmes/ Retards**
Date d'achèvement:	
Jours avant la date prévue:	
Jours de retard:	

Questions de sécurité	**Accidents/ Incidents**

Résumé des travaux effectués aujourd'hui

Signature:	Nom:

Équipement sur le chantier de construction	Unités	Travailler	
		Oui	Non

Employé/ Contractant	Commerce	Heures contractuelles	Heures supplémentaires

Matériel livré	De et taux	Matériel loué	Unités

Notes

Date:		Jour:	Lun	Mar	Mer	Jen	Ven	Sam	Dim

Entreprise:

Téléphone:

Heures perdues pour cause de mauvais temps	Visiteurs

Conditions météorologiques	
AM	PM

Programme	Problèmes/ Retards
Date d'achèvement:	
Jours avant la date prévue:	
Jours de retard:	

Questions de sécurité	Accidents/ Incidents

Résumé des travaux effectués aujourd'hui

Signature:	Nom:

Équipement sur le chantier de construction	Unités	Travailler	
		Oui	Non

Employé/ Contractant	Commerce	Heures contractuelles	Heures supplémentaires

Matériel livré	De et taux	Matériel loué	Unités

Notes

Date:		Jour:	Lun	Mar	Mer	Jen	Ven	Sam	Dim

Entreprise:

Téléphone:

Heures perdues pour cause de mauvais temps	Visiteurs

Conditions météorologiques

AM	PM

Programme	Problèmes/ Retards
Date d'achèvement:	
Jours avant la date prévue:	
Jours de retard:	

Questions de sécurité	Accidents/ Incidents

Résumé des travaux effectués aujourd'hui

Signature:	Nom:

Équipement sur le chantier de construction	Unités	Travailler	
		Oui	Non

Employé/ Contractant	Commerce	Heures contractuelles	Heures supplémentaires

Matériel livré	De et taux	Matériel loué	Unités

Notes

Date:		Jour:	Lun	Mar	Mer	Jen	Ven	Sam	Dim

Entreprise:

Téléphone:

Heures perdues pour cause de mauvais temps	Visiteurs

Conditions météorologiques	
AM	PM

Programme	Problèmes/ Retards
Date d'achèvement:	
Jours avant la date prévue:	
Jours de retard:	

Questions de sécurité	Accidents/ Incidents

Résumé des travaux effectués aujourd'hui

Signature:	Nom:

Équipement sur le chantier de construction	Unités	Travailler	
		Oui	Non

Employé/ Contractant	Commerce	Heures contractuelles	Heures supplémentaires

Matériel livré	De et taux	Matériel loué	Unités

Notes

Date:		Jour:	Lun	Mar	Mer	Jen	Ven	Sam	Dim

Entreprise:

Téléphone:

Heures perdues pour cause de mauvais temps	**Visiteurs**

Conditions météorologiques

AM	PM

Programme	**Problèmes/ Retards**
Date d'achèvement:	
Jours avant la date prévue:	
Jours de retard:	

Questions de sécurité	**Accidents/ Incidents**

Résumé des travaux effectués aujourd'hui

Signature:

Nom:

Équipement sur le chantier de construction	Unités	Travailler	
		Oui	Non

Employé/ Contractant	Commerce	Heures contractuelles	Heures supplémentaires

Matériel livré	De et taux	Matériel loué	Unités

Notes

| Date: | | Jour: | Lun | Mar | Mer | Jen | Ven | Sam | Dim |

Entreprise:

Téléphone:

Heures perdues pour cause de mauvais temps	Visiteurs

Conditions météorologiques

AM	PM

Programme	Problèmes/ Retards
Date d'achèvement:	
Jours avant la date prévue:	
Jours de retard:	

Questions de sécurité	Accidents/ Incidents

Résumé des travaux effectués aujourd'hui

Signature:

Nom:

Équipement sur le chantier de construction	Unités	Travailler	
		Oui	Non

Employé/Contractant	Commerce	Heures contractuelles	Heures supplémentaires

Matériel livré	De et taux	Matériel loué	Unités

Notes

| Date: | Jour: | Lun | Mar | Mer | Jen | Ven | Sam | Dim |

Entreprise:

Téléphone:

Heures perdues pour cause de mauvais temps	Visiteurs

Conditions météorologiques	
AM	PM

Programme		Problèmes/ Retards
Date d'achèvement:		
Jours avant la date prévue:		
Jours de retard:		

Questions de sécurité	Accidents/ Incidents

Résumé des travaux effectués aujourd'hui

Signature:	Nom:

Équipement sur le chantier de construction	Unités	Travailler	
		Oui	Non

Employé/ Contractant	Commerce	Heures contractuelles	Heures supplémentaires

Matériel livré	De et taux	Matériel loué	Unités

Notes

| Date: | | Jour: | Lun | Mar | Mer | Jen | Ven | Sam | Dim |

Entreprise:

Téléphone:

Heures perdues pour cause de mauvais temps	Visiteurs

Conditions météorologiques

AM	PM

Programme	Problèmes/ Retards
Date d'achèvement:	
Jours avant la date prévue:	
Jours de retard:	

Questions de sécurité	Accidents/ Incidents

Résumé des travaux effectués aujourd'hui

Signature:	Nom:

Équipement sur le chantier de construction	Unités	Travailler	
		Oui	Non

Employé/ Contractant	Commerce	Heures contractuelles	Heures supplémentaires

Matériel livré	De et taux	Matériel loué	Unités

Notes

| Date: | | Jour: | Lun | Mar | Mer | Jen | Ven | Sam | Dim |

Entreprise:

Téléphone:

Heures perdues pour cause de mauvais temps

Visiteurs

Conditions météorologiques

AM	PM

Programme

Date d'achèvement:	
Jours avant la date prévue:	
Jours de retard:	

Problèmes/ Retards

Questions de sécurité

Accidents/ Incidents

Résumé des travaux effectués aujourd'hui

Signature:

Nom:

Équipement sur le chantier de construction	Unités	Travailler	
		Oui	Non

Employé/ Contractant	Commerce	Heures contractuelles	Heures supplémentaires

Matériel livré	De et taux	Matériel loué	Unités

Notes

| Date: | | Jour: | Lun | Mar | Mer | Jen | Ven | Sam | Dim |

Entreprise:

Téléphone:

Heures perdues pour cause de mauvais temps	**Visiteurs**

Conditions météorologiques

AM	PM

Programme	**Problèmes/ Retards**
Date d'achèvement:	
Jours avant la date prévue:	
Jours de retard:	

Questions de sécurité	**Accidents/ Incidents**

Résumé des travaux effectués aujourd'hui

Signature:	**Nom:**

Équipement sur le chantier de construction	Unités	Travailler	
		Oui	Non

Employé/ Contractant	Commerce	Heures contractuelles	Heures supplémentaires

Matériel livré	De et taux	Matériel loué	Unités

Notes

Date:		Jour:	Lun	Mar	Mer	Jen	Ven	Sam	Dim
Entreprise:									
Téléphone:									

Heures perdues pour cause de mauvais temps

Visiteurs

Conditions météorologiques

AM	PM

Programme

Date d'achèvement:	
Jours avant la date prévue:	
Jours de retard:	

Problèmes/ Retards

Questions de sécurité

Accidents/ Incidents

Résumé des travaux effectués aujourd'hui

Signature:	Nom:

Équipement sur le chantier de construction	Unités	Travailler	
		Oui	Non

Employé/ Contractant	Commerce	Heures contractuelles	Heures supplémentaires

Matériel livré	De et taux	Matériel loué	Unités

Notes

Date: Jour: Lun   Mar   Mer   Jen   Ven   Sam   Dim

Entreprise:

Téléphone:

Heures perdues pour cause de mauvais temps	Visiteurs

Conditions météorologiques

AM	PM

Programme		Problèmes/ Retards
Date d'achèvement:		
Jours avant la date prévue:		
Jours de retard:		

Questions de sécurité	Accidents/ Incidents

Résumé des travaux effectués aujourd'hui

Signature: Nom:

Équipement sur le chantier de construction	Unités	Travailler	
		Oui	Non

Employé/ Contractant	Commerce	Heures contractuelles	Heures supplémentaires

Matériel livré	De et taux	Matériel loué	Unités

Notes

Date: | Jour: | Lun | Mar | Mer | Jen | Ven | Sam | Dim

Entreprise:

Téléphone:

Heures perdues pour cause de mauvais temps	**Visiteurs**

Conditions météorologiques

AM	PM

Programme	**Problèmes/ Retards**
Date d'achèvement:	
Jours avant la date prévue:	
Jours de retard:	

Questions de sécurité	**Accidents/ Incidents**

Résumé des travaux effectués aujourd'hui

Signature:

Nom:

Équipement sur le chantier de construction	Unités	Travailler	
		Oui	Non

Employé/ Contractant	Commerce	Heures contractuelles	Heures supplémentaires

Matériel livré	De et taux	Matériel loué	Unités

Notes

| Date: | | Jour: | Lun | Mar | Mer | Jen | Ven | Sam | Dim |

Entreprise:

Téléphone:

Heures perdues pour cause de mauvais temps	**Visiteurs**

Conditions météorologiques

AM	PM

Programme	**Problèmes/ Retards**
Date d'achèvement:	
Jours avant la date prévue:	
Jours de retard:	

Questions de sécurité	**Accidents/ Incidents**

Résumé des travaux effectués aujourd'hui

Signature:	Nom:

Équipement sur le chantier de construction	Unités	Travailler	
		Oui	Non

Employé/ Contractant	Commerce	Heures contractuelles	Heures supplémentaires

Matériel livré	De et taux	Matériel loué	Unités

Notes

| Date: | | Jour: | Lun | Mar | Mer | Jen | Ven | Sam | Dim |

Entreprise:

Téléphone:

Heures perdues pour cause de mauvais temps

Visiteurs

Conditions météorologiques

AM	PM

Programme

Date d'achèvement:

Jours avant la date prévue:

Jours de retard:

Problèmes/ Retards

Questions de sécurité

Accidents/ Incidents

Résumé des travaux effectués aujourd'hui

Signature:

Nom:

Équipement sur le chantier de construction	Unités	Travailler	
		Oui	Non

Employé/ Contractant	Commerce	Heures contractuelles	Heures supplémentaires

Matériel livré	De et taux	Matériel loué	Unités

Notes

Date:		Jour:	Lun	Mar	Mer	Jen	Ven	Sam	Dim

Entreprise:

Téléphone:

Heures perdues pour cause de mauvais temps	**Visiteurs**

Conditions météorologiques

AM	PM

Programme	**Problèmes/ Retards**
Date d'achèvement:	
Jours avant la date prévue:	
Jours de retard:	

Questions de sécurité	**Accidents/ Incidents**

Résumé des travaux effectués aujourd'hui

Signature:	Nom:

Équipement sur le chantier de construction	Unités	Travailler	
		Oui	Non

Employé/ Contractant	Commerce	Heures contractuelles	Heures supplémentaires

Matériel livré	De et taux	Matériel loué	Unités

Notes

Date:	Jour:	Lun	Mar	Mer	Jen	Ven	Sam	Dim

Entreprise:

Téléphone:

Heures perdues pour cause de mauvais temps	Visiteurs

Conditions météorologiques

AM	PM

Programme	Problèmes/ Retards
Date d'achèvement:	
Jours avant la date prévue:	
Jours de retard:	

Questions de sécurité	Accidents/ Incidents

Résumé des travaux effectués aujourd'hui

Signature:	Nom:

Équipement sur le chantier de construction	Unités	Travailler	
		Oui	Non

Employé/ Contractant	Commerce	Heures contractuelles	Heures supplémentaires

Matériel livré	De et taux	Matériel loué	Unités

Notes

Date: Jour: Lun   Mar   Mer   Jen   Ven   Sam   Dim

Entreprise:

Téléphone:

Heures perdues pour cause de mauvais temps	Visiteurs

Conditions météorologiques

AM	PM

Programme	Problèmes/ Retards
Date d'achèvement:	
Jours avant la date prévue:	
Jours de retard:	

Questions de sécurité	Accidents/ Incidents

Résumé des travaux effectués aujourd'hui

Signature:

Nom:

Équipement sur le chantier de construction	Unités	Travailler	
		Oui	Non

Employé/ Contractant	Commerce	Heures contractuelles	Heures supplémentaires

Matériel livré	De et taux	Matériel loué	Unités

Notes

| Date: | | Jour: | Lun | Mar | Mer | Jen | Ven | Sam | Dim |

Entreprise:

Téléphone:

Heures perdues pour cause de mauvais temps	**Visiteurs**

Conditions météorologiques

AM	PM

Programme	**Problèmes/ Retards**
Date d'achèvement:	
Jours avant la date prévue:	
Jours de retard:	

Questions de sécurité	**Accidents/ Incidents**

Résumé des travaux effectués aujourd'hui

Signature:	Nom:

Équipement sur le chantier de construction	Unités	Travailler	
		Oui	Non

Employé/ Contractant	Commerce	Heures contractuelles	Heures supplémentaires

Matériel livré	De et taux	Matériel loué	Unités

Notes

Date:		Jour:	Lun	Mar	Mer	Jen	Ven	Sam	Dim
Entreprise:									
Téléphone:									

Heures perdues pour cause de mauvais temps	Visiteurs

Conditions météorologiques

AM	PM

Programme	Problèmes/ Retards
Date d'achèvement:	
Jours avant la date prévue:	
Jours de retard:	

Questions de sécurité	Accidents/ Incidents

Résumé des travaux effectués aujourd'hui

Signature:	Nom:

Équipement sur le chantier de construction	Unités	Travailler	
		Oui	Non

Employé/Contractant	Commerce	Heures contractuelles	Heures supplémentaires

Matériel livré	De et taux	Matériel loué	Unités

Notes

| Date: | | Jour: | Lun | Mar | Mer | Jen | Ven | Sam | Dim |

Entreprise:

Téléphone:

Heures perdues pour cause de mauvais temps

Visiteurs

Conditions météorologiques

AM	PM

Programme

Date d'achèvement:

Jours avant la date prévue:

Jours de retard:

Problèmes/ Retards

Questions de sécurité

Accidents/ Incidents

Résumé des travaux effectués aujourd'hui

Signature:

Nom:

Équipement sur le chantier de construction	Unités	Travailler	
		Oui	Non

Employé/ Contractant	Commerce	Heures contractuelles	Heures supplémentaires

Matériel livré	De et taux	Matériel loué	Unités

Notes

Date: Jour: Lun   Mar   Mer   Jen   Ven   Sam   Dim

Entreprise:

Téléphone:

Heures perdues pour cause de mauvais temps	**Visiteurs**

Conditions météorologiques

AM	PM

Programme	**Problèmes/ Retards**
Date d'achèvement:	
Jours avant la date prévue:	
Jours de retard:	

Questions de sécurité	**Accidents/ Incidents**

Résumé des travaux effectués aujourd'hui

Signature:

Nom:

Équipement sur le chantier de construction	Unités	Travailler	
		Oui	Non

Employé/ Contractant	Commerce	Heures contractuelles	Heures supplémentaires

Matériel livré	De et taux	Matériel loué	Unités

Notes

| Date: | | Jour: | Lun | Mar | Mer | Jen | Ven | Sam | Dim |

Entreprise:

Téléphone:

Heures perdues pour cause de mauvais temps	Visiteurs

Conditions météorologiques

AM	PM

Programme	Problèmes/ Retards
Date d'achèvement:	
Jours avant la date prévue:	
Jours de retard:	

Questions de sécurité	Accidents/ Incidents

Résumé des travaux effectués aujourd'hui

Signature:	Nom:

| Équipement sur le chantier de construction | Unités | Travailler | |
		Oui	Non

Employé/ Contractant	Commerce	Heures contractuelles	Heures supplémentaires

Matériel livré	De et taux	Matériel loué	Unités

Notes

Date:		Jour:	Lun	Mar	Mer	Jen	Ven	Sam	Dim

Entreprise:

Téléphone:

Heures perdues pour cause de mauvais temps	Visiteurs

Conditions météorologiques	
AM	PM

Programme		Problèmes/ Retards
Date d'achèvement:		
Jours avant la date prévue:		
Jours de retard:		

Questions de sécurité	Accidents/ Incidents

Résumé des travaux effectués aujourd'hui

Signature:	Nom:

Équipement sur le chantier de construction	Unités	Travailler	
		Oui	Non

Employé/ Contractant	Commerce	Heures contractuelles	Heures supplémentaires

Matériel livré	De et taux	Matériel loué	Unités

Notes

| Date: | | Jour: | Lun | Mar | Mer | Jen | Ven | Sam | Dim |

Entreprise:

Téléphone:

Heures perdues pour cause de mauvais temps	**Visiteurs**

Conditions météorologiques

AM	PM

Programme	**Problèmes/ Retards**
Date d'achèvement:	
Jours avant la date prévue:	
Jours de retard:	

Questions de sécurité	**Accidents/ Incidents**

Résumé des travaux effectués aujourd'hui

Signature:	**Nom:**

Équipement sur le chantier de construction	Unités	Travailler	
		Oui	Non

Employé/ Contractant	Commerce	Heures contractuelles	Heures supplémentaires

Matériel livré	De et taux	Matériel loué	Unités

Notes

| Date: | | Jour: | Lun | Mar | Mer | Jen | Ven | Sam | Dim |

Entreprise:

Téléphone:

Heures perdues pour cause de mauvais temps	**Visiteurs**

Conditions météorologiques

AM	PM

Programme	**Problèmes/ Retards**
Date d'achèvement:	
Jours avant la date prévue:	
Jours de retard:	

Questions de sécurité	**Accidents/ Incidents**

Résumé des travaux effectués aujourd'hui

Signature:	Nom:

Équipement sur le chantier de construction	Unités	Travailler	
		Oui	Non

Employé/ Contractant	Commerce	Heures contractuelles	Heures supplémentaires

Matériel livré	De et taux	Matériel loué	Unités

Notes

Date:		Jour:	Lun	Mar	Mer	Jen	Ven	Sam	Dim
Entreprise:									
Téléphone:									

Heures perdues pour cause de mauvais temps

Visiteurs

Conditions météorologiques

AM	PM

Programme

Date d'achèvement:	
Jours avant la date prévue:	
Jours de retard:	

Problèmes/ Retards

Questions de sécurité

Accidents/ Incidents

Résumé des travaux effectués aujourd'hui

Signature:	Nom:

Équipement sur le chantier de construction	Unités	Travailler	
		Oui	Non

Employé/ Contractant	Commerce	Heures contractuelles	Heures supplémentaires

Matériel livré	De et taux	Matériel loué	Unités

Notes

| Date: | | Jour: | Lun | Mar | Mer | Jen | Ven | Sam | Dim |

Entreprise:

Téléphone:

Heures perdues pour cause de mauvais temps

Visiteurs

Conditions météorologiques

AM	PM

Programme

Date d'achèvement:	
Jours avant la date prévue:	
Jours de retard:	

Problèmes/ Retards

Questions de sécurité

Accidents/ Incidents

Résumé des travaux effectués aujourd'hui

Signature:	Nom:

Équipement sur le chantier de construction	Unités	Travailler	
		Oui	Non

Employé/ Contractant	Commerce	Heures contractuelles	Heures supplémentaires

Matériel livré	De et taux	Matériel loué	Unités

Notes

Date:		Jour:	Lun	Mar	Mer	Jen	Ven	Sam	Dim

Entreprise:

Téléphone:

Heures perdues pour cause de mauvais temps	**Visiteurs**

Conditions météorologiques

AM	PM

Programme	**Problèmes/ Retards**
Date d'achèvement:	
Jours avant la date prévue:	
Jours de retard:	

Questions de sécurité	**Accidents/ Incidents**

Résumé des travaux effectués aujourd'hui

Signature:	Nom:

Équipement sur le chantier de construction	Unités	Travailler	
		Oui	Non

Employé/ Contractant	Commerce	Heures contractuelles	Heures supplémentaires

Matériel livré	De et taux	Matériel loué	Unités

Notes

| Date: | | Jour: | Lun | Mar | Mer | Jen | Ven | Sam | Dim |

Entreprise:

Téléphone:

Heures perdues pour cause de mauvais temps	Visiteurs

Conditions météorologiques

AM	PM

Programme	Problèmes/ Retards
Date d'achèvement:	
Jours avant la date prévue:	
Jours de retard:	

Questions de sécurité	Accidents/ Incidents

Résumé des travaux effectués aujourd'hui

Signature:	Nom:

Équipement sur le chantier de construction	Unités	Travailler	
		Oui	Non

Employé/ Contractant	Commerce	Heures contractuelles	Heures supplémentaires

Matériel livré	De et taux	Matériel loué	Unités

Notes

| Date: | | Jour: | Lun | Mar | Mer | Jen | Ven | Sam | Dim |

Entreprise:

Téléphone:

Heures perdues pour cause de mauvais temps	Visiteurs

Conditions météorologiques	
AM	PM

Programme		Problèmes/ Retards
Date d'achèvement:		
Jours avant la date prévue:		
Jours de retard:		

Questions de sécurité	Accidents/ Incidents

Résumé des travaux effectués aujourd'hui

Signature:	Nom:

Équipement sur le chantier de construction	Unités	Travailler	
		Oui	Non

Employé/ Contractant	Commerce	Heures contractuelles	Heures supplémentaires

Matériel livré	De et taux	Matériel loué	Unités

Notes

| Date: | | Jour: | Lun | Mar | Mer | Jen | Ven | Sam | Dim |

Entreprise:

Téléphone:

Heures perdues pour cause de mauvais temps

Visiteurs

Conditions météorologiques

AM	PM

Programme

Date d'achèvement:	
Jours avant la date prévue:	
Jours de retard:	

Problèmes/ Retards

Questions de sécurité

Accidents/ Incidents

Résumé des travaux effectués aujourd'hui

Signature:

Nom:

Équipement sur le chantier de construction	Unités	Travailler	
		Oui	Non

Employé/Contractant	Commerce	Heures contractuelles	Heures supplémentaires

Matériel livré	De et taux	Matériel loué	Unités

Notes

Date:		Jour:	Lun	Mar	Mer	Jen	Ven	Sam	Dim

Entreprise:

Téléphone:

Heures perdues pour cause de mauvais temps

Visiteurs

Conditions météorologiques

AM	PM

Programme

Date d'achèvement:	
Jours avant la date prévue:	
Jours de retard:	

Problèmes/ Retards

Questions de sécurité

Accidents/ Incidents

Résumé des travaux effectués aujourd'hui

Signature:	Nom:

Équipement sur le chantier de construction	Unités	Travailler	
		Oui	Non

Employé/ Contractant	Commerce	Heures contractuelles	Heures supplémentaires

Matériel livré	De et taux	Matériel loué	Unités

Notes

<table>
<tr><td>Date:</td><td></td><td colspan="2">Jour: Lun Mar Mer Jen Ven Sam Dim</td></tr>
<tr><td>Entreprise:</td><td colspan="3"></td></tr>
<tr><td>Téléphone:</td><td colspan="3"></td></tr>
</table>

Heures perdues pour cause de mauvais temps	**Visiteurs**

Conditions météorologiques

AM	PM

Programme	**Problèmes/ Retards**
Date d'achèvement:	
Jours avant la date prévue:	
Jours de retard:	

Questions de sécurité	**Accidents/ Incidents**

Résumé des travaux effectués aujourd'hui

Signature:	**Nom:**

Équipement sur le chantier de construction	Unités	Travailler	
		Oui	Non

Employé/ Contractant	Commerce	Heures contractuelles	Heures supplémentaires

Matériel livré	De et taux	Matériel loué	Unités

Notes

<table>
<tr><td>Date:</td><td></td><td colspan="8">Jour: Lun   Mar   Mer   Jen   Ven   Sam   Dim</td></tr>
<tr><td>Entreprise:</td><td colspan="9"></td></tr>
<tr><td>Téléphone:</td><td colspan="9"></td></tr>
</table>

Heures perdues pour cause de mauvais temps	Visiteurs

Conditions météorologiques	
AM	PM

Programme		Problèmes/ Retards
Date d'achèvement:		
Jours avant la date prévue:		
Jours de retard:		

Questions de sécurité	Accidents/ Incidents

Résumé des travaux effectués aujourd'hui

Signature:	Nom:

Équipement sur le chantier de construction	Unités	Travailler	
		Oui	Non

Employé/ Contractant	Commerce	Heures contractuelles	Heures supplémentaires

Matériel livré	De et taux	Matériel loué	Unités

Notes

| Date: | | Jour: | Lun | Mar | Mer | Jen | Ven | Sam | Dim |

Entreprise:

Téléphone:

Heures perdues pour cause de mauvais temps	Visiteurs

Conditions météorologiques

AM	PM

Programme	Problèmes/ Retards
Date d'achèvement:	
Jours avant la date prévue:	
Jours de retard:	

Questions de sécurité	Accidents/ Incidents

Résumé des travaux effectués aujourd'hui

Signature:

Nom:

Équipement sur le chantier de construction	Unités	Travailler	
		Oui	Non

Employé/ Contractant	Commerce	Heures contractuelles	Heures supplémentaires

Matériel livré	De et taux	Matériel loué	Unités

Notes

Date:		Jour:	Lun	Mar	Mer	Jen	Ven	Sam	Dim

Entreprise:

Téléphone:

Heures perdues pour cause de mauvais temps	Visiteurs

Conditions météorologiques

AM	PM

Programme	Problèmes/ Retards
Date d'achèvement:	
Jours avant la date prévue:	
Jours de retard:	

Questions de sécurité	Accidents/ Incidents

Résumé des travaux effectués aujourd'hui

Signature:	Nom:

Équipement sur le chantier de construction	Unités	Travailler	
		Oui	Non

Employé/ Contractant	Commerce	Heures contractuelles	Heures supplémentaires

Matériel livré	De et taux	Matériel loué	Unités

Notes

Date:	Jour:	Lun	Mar	Mer	Jen	Ven	Sam	Dim

Entreprise:

Téléphone:

Heures perdues pour cause de mauvais temps	Visiteurs

Conditions météorologiques

AM	PM

Programme	Problèmes/ Retards
Date d'achèvement:	
Jours avant la date prévue:	
Jours de retard:	

Questions de sécurité	Accidents/ Incidents

Résumé des travaux effectués aujourd'hui

Signature:	Nom:

Équipement sur le chantier de construction	Unités	Travailler	
		Oui	Non

Employé/ Contractant	Commerce	Heures contractuelles	Heures supplémentaires

Matériel livré	De et taux	Matériel loué	Unités

Notes

Date:		Jour:	Lun	Mar	Mer	Jen	Ven	Sam	Dim

Entreprise:

Téléphone:

Heures perdues pour cause de mauvais temps	Visiteurs

Conditions météorologiques	
AM	PM

Programme	Problèmes/ Retards
Date d'achèvement:	
Jours avant la date prévue:	
Jours de retard:	

Questions de sécurité	Accidents/ Incidents

Résumé des travaux effectués aujourd'hui

Signature:	Nom:

Équipement sur le chantier de construction	Unités	Travailler	
		Oui	Non

Employé/ Contractant	Commerce	Heures contractuelles	Heures supplémentaires

Matériel livré	De et taux	Matériel loué	Unités

Notes

Date:		Jour:	Lun	Mar	Mer	Jen	Ven	Sam	Dim

Entreprise:

Téléphone:

Heures perdues pour cause de mauvais temps	Visiteurs

Conditions météorologiques

AM	PM

Programme	Problèmes/ Retards
Date d'achèvement:	
Jours avant la date prévue:	
Jours de retard:	

Questions de sécurité	Accidents/ Incidents

Résumé des travaux effectués aujourd'hui

Signature:	Nom:

Équipement sur le chantier de construction	Unités	Travailler	
		Oui	Non

Employé/Contractant	Commerce	Heures contractuelles	Heures supplémentaires

Matériel livré	De et taux	Matériel loué	Unités

Notes

| Date: | | Jour: | Lun | Mar | Mer | Jen | Ven | Sam | Dim |

Entreprise:

Téléphone:

Heures perdues pour cause de mauvais temps	**Visiteurs**

Conditions météorologiques

AM	PM

Programme	**Problèmes/ Retards**

Date d'achèvement:

Jours avant la date prévue:

Jours de retard:

Questions de sécurité	**Accidents/ Incidents**

Résumé des travaux effectués aujourd'hui

Signature:

Nom:

| Équipement sur le chantier de construction | Unités | Travailler | |
		Oui	Non

Employé/ Contractant	Commerce	Heures contractuelles	Heures supplémentaires

Matériel livré	De et taux	Matériel loué	Unités

Notes

| Date: | | Jour: | Lun | Mar | Mer | Jen | Ven | Sam | Dim |

Entreprise:

Téléphone:

Heures perdues pour cause de mauvais temps

Visiteurs

Conditions météorologiques

AM	PM

Programme

Date d'achèvement:	
Jours avant la date prévue:	
Jours de retard:	

Problèmes/ Retards

Questions de sécurité

Accidents/ Incidents

Résumé des travaux effectués aujourd'hui

Signature:

Nom:

Équipement sur le chantier de construction	Unités	Travailler	
		Oui	Non

Employé/ Contractant	Commerce	Heures contractuelles	Heures supplémentaires

Matériel livré	De et taux	Matériel loué	Unités

Notes

Date:		Jour:	Lun Mar Mer Jen Ven Sam Dim

Entreprise:

Téléphone:

Heures perdues pour cause de mauvais temps	**Visiteurs**

Conditions météorologiques		
AM	PM	

Programme		**Problèmes/ Retards**
Date d'achèvement:		
Jours avant la date prévue:		
Jours de retard:		

Questions de sécurité	**Accidents/ Incidents**

Résumé des travaux effectués aujourd'hui

Signature:	Nom:

Équipement sur le chantier de construction	Unités	Travailler	
		Oui	Non

Employé/ Contractant	Commerce	Heures contractuelles	Heures supplémentaires

Matériel livré	De et taux	Matériel loué	Unités

Notes

| Date: | | Jour: | Lun | Mar | Mer | Jen | Ven | Sam | Dim |

Entreprise:

Téléphone:

Heures perdues pour cause de mauvais temps	**Visiteurs**

Conditions météorologiques	
AM	PM

Programme	**Problèmes/ Retards**
Date d'achèvement:	
Jours avant la date prévue:	
Jours de retard:	

Questions de sécurité	**Accidents/ Incidents**

Résumé des travaux effectués aujourd'hui

Signature:	Nom:

Équipement sur le chantier de construction	Unités	Travailler	
		Oui	Non

Employé/ Contractant	Commerce	Heures contractuelles	Heures supplémentaires

Matériel livré	De et taux	Matériel loué	Unités

Notes

Date:		Jour:	Lun	Mar	Mer	Jen	Ven	Sam	Dim
Entreprise:									
Téléphone:									

Heures perdues pour cause de mauvais temps	Visiteurs

Conditions météorologiques

AM	PM

Programme	Problèmes/ Retards
Date d'achèvement:	
Jours avant la date prévue:	
Jours de retard:	

Questions de sécurité	Accidents/ Incidents

Résumé des travaux effectués aujourd'hui

Signature:	Nom:

Équipement sur le chantier de construction	Unités	Travailler	
		Oui	Non

Employé/ Contractant	Commerce	Heures contractuelles	Heures supplémentaires

Matériel livré	De et taux	Matériel loué	Unités

Notes

| Date: | | Jour: | Lun | Mar | Mer | Jen | Ven | Sam | Dim |

Entreprise:

Téléphone:

Heures perdues pour cause de mauvais temps	**Visiteurs**

Conditions météorologiques

AM	PM

Programme	**Problèmes/ Retards**
Date d'achèvement:	
Jours avant la date prévue:	
Jours de retard:	

Questions de sécurité	**Accidents/ Incidents**

Résumé des travaux effectués aujourd'hui

Signature:	**Nom:**

Équipement sur le chantier de construction	Unités	Travailler	
		Oui	Non

Employé/ Contractant	Commerce	Heures contractuelles	Heures supplémentaires

Matériel livré	De et taux	Matériel loué	Unités

Notes

Date:		Jour:	Lun	Mar	Mer	Jen	Ven	Sam	Dim

Entreprise:

Téléphone:

Heures perdues pour cause de mauvais temps	Visiteurs

Conditions météorologiques

AM	PM

Programme	Problèmes/ Retards
Date d'achèvement:	
Jours avant la date prévue:	
Jours de retard:	

Questions de sécurité	Accidents/ Incidents

Résumé des travaux effectués aujourd'hui

Signature:	Nom:

Équipement sur le chantier de construction	Unités	Travailler	
		Oui	Non

Employé/ Contractant	Commerce	Heures contractuelles	Heures supplémentaires

Matériel livré	De et taux	Matériel loué	Unités

Notes

| Date: | | Jour: | Lun | Mar | Mer | Jen | Ven | Sam | Dim |

Entreprise:

Téléphone:

Heures perdues pour cause de mauvais temps

Visiteurs

Conditions météorologiques

AM	PM

Programme

Date d'achèvement:	
Jours avant la date prévue:	
Jours de retard:	

Problèmes/ Retards

Questions de sécurité

Accidents/ Incidents

Résumé des travaux effectués aujourd'hui

Signature:

Nom:

Équipement sur le chantier de construction	Unités	Travailler	
		Oui	Non

Employé/Contractant	Commerce	Heures contractuelles	Heures supplémentaires

Matériel livré	De et taux	Matériel loué	Unités

Notes

| Date: | | Jour: | Lun | Mar | Mer | Jen | Ven | Sam | Dim |

Entreprise:

Téléphone:

Heures perdues pour cause de mauvais temps	**Visiteurs**

Conditions météorologiques

AM	PM

Programme	**Problèmes/ Retards**
Date d'achèvement:	
Jours avant la date prévue:	
Jours de retard:	

Questions de sécurité	**Accidents/ Incidents**

Résumé des travaux effectués aujourd'hui

Signature:	Nom:

Équipement sur le chantier de construction	Unités	Travailler	
		Oui	Non

Employé/ Contractant	Commerce	Heures contractuelles	Heures supplémentaires

Matériel livré	De et taux	Matériel loué	Unités

Notes

Date:		Jour:	Lun	Mar	Mer	Jen	Ven	Sam	Dim

Entreprise:

Téléphone:

Heures perdues pour cause de mauvais temps

Visiteurs

Conditions météorologiques

AM	PM

Programme

Date d'achèvement:	
Jours avant la date prévue:	
Jours de retard:	

Problèmes/ Retards

Questions de sécurité

Accidents/ Incidents

Résumé des travaux effectués aujourd'hui

Signature:

Nom:

Équipement sur le chantier de construction	Unités	Travailler	
		Oui	Non

Employé/Contractant	Commerce	Heures contractuelles	Heures supplémentaires

Matériel livré	De et taux	Matériel loué	Unités

Notes

| Date: | | Jour: | Lun | Mar | Mer | Jen | Ven | Sam | Dim |

Entreprise:

Téléphone:

Heures perdues pour cause de mauvais temps

Visiteurs

Conditions météorologiques

AM	PM

Programme

Date d'achèvement:	
Jours avant la date prévue:	
Jours de retard:	

Problèmes/ Retards

Questions de sécurité

Accidents/ Incidents

Résumé des travaux effectués aujourd'hui

Signature:	Nom:

Équipement sur le chantier de construction	Unités	Travailler	
		Oui	Non

Employé/Contractant	Commerce	Heures contractuelles	Heures supplémentaires

Matériel livré	De et taux	Matériel loué	Unités

Notes

| Date: | | Jour: | Lun | Mar | Mer | Jen | Ven | Sam | Dim |

Entreprise:

Téléphone:

Heures perdues pour cause de mauvais temps

Visiteurs

Conditions météorologiques

AM	PM

Programme

Date d'achèvement:	
Jours avant la date prévue:	
Jours de retard:	

Problèmes/ Retards

Questions de sécurité

Accidents/ Incidents

Résumé des travaux effectués aujourd'hui

Signature:

Nom:

Équipement sur le chantier de construction	Unités	Travailler	
		Oui	Non

Employé/Contractant	Commerce	Heures contractuelles	Heures supplémentaires

Matériel livré	De et taux	Matériel loué	Unités

Notes

www.ingramcontent.com/pod-product-compliance
Lightning Source LLC
LaVergne TN
LVHW050653200726
843506LV00010B/1501